MUCUNA *Vademecum*

(Guía de uso en Parkinson)

Dr. Rafael González Maldonado

neurólogo

MUCUNA *Vademecum*

(Guía de uso en Parkinson)

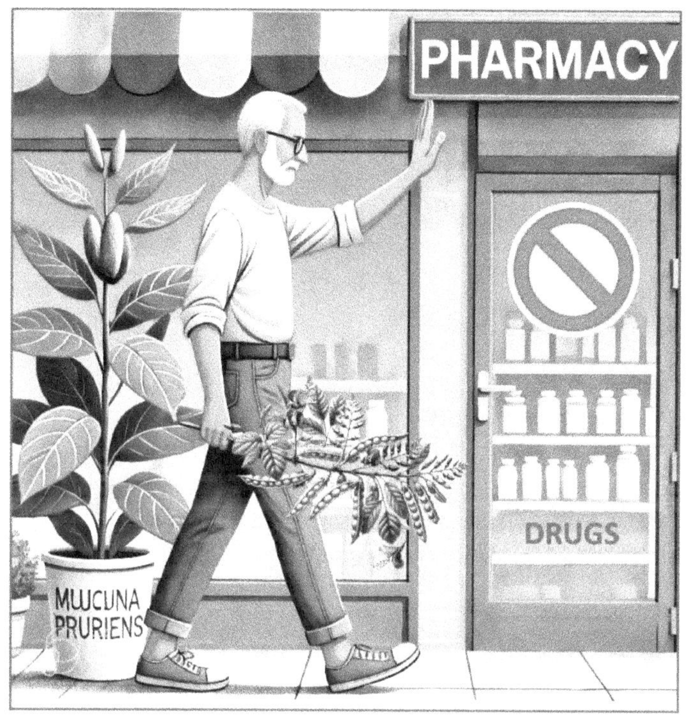

Dr. Rafael González Maldonado

neurólogo

Título: Mucuna *Vademecum*

Subtítulo: Guía de uso en Parkinson

Autor: Rafael González Maldonado

Colaboran (cap 11): Marianne van der Meer, Jérôme Simonin.

Editor: KDP Amazon, North Charleston

1ª EDICIÓN, septiembre 2024

KDP ISBN: 9798340733689

***ADVERTENCIA:** Los conceptos y datos de este libro no son recomendaciones médicas, sino sugerencias discutibles y sujetas a error. Los pacientes y sus cuidadores deben seguir siempre el criterio de su médico.*

A Rafael, Jaime, Álvaro, Julio, Claudia y Carlos

He prolongado el eco de sangre al que respondo

(MIGUEL HERNÁNDEZ, *Viento del pueblo,* 1937)

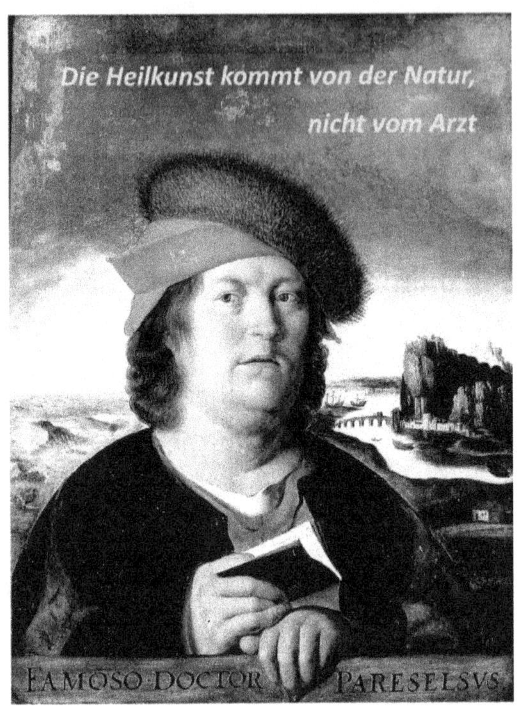

*"El arte de curar viene de la naturaleza, no del médico. Por lo tanto, el médico debe comenzar desde la naturaleza, con una mente abierta." **

(PARACELSO 1493-1541)

---

* *"Die Heilkunst kommt von der Natur, nicht vom Arzt. Deshalb muss der Arzt von der Natur ausgehen, mit einem offenen Geist."* (PARACELSO)

Índice

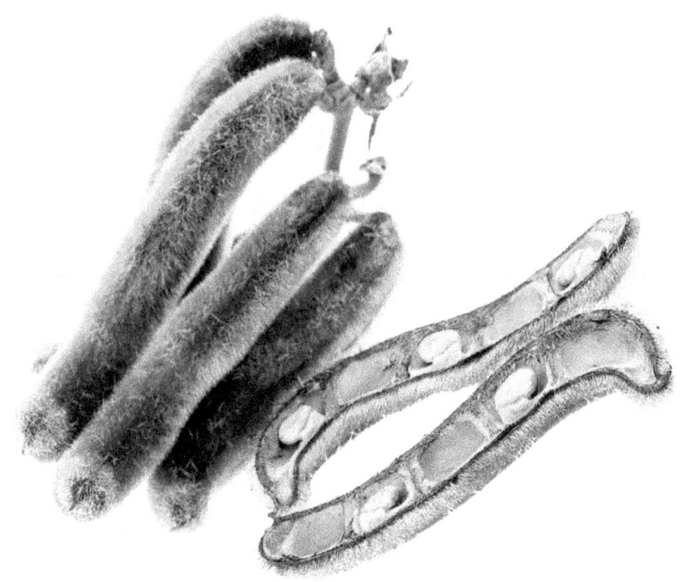

Mucuna pruriens

Introducción

La Mucuna pruriens es un haba tropical con mucha levodopa por lo que se usa como tratamiento complementario (no alternativo) en la enfermedad de Parkinson. Pero, en su mayoría, no la conocen bien ni los pacientes que la toman ni los médicos que la prescriben o proscriben

El mercado se inunda de productos que contienen mucuna con instrucciones insuficientes y a veces no contienen lo que prometen.

Las formulaciones son complejas y varían según la parte de la planta utilizada, el método de preparación, la concentración y la presentación (polvo, cápsulas, elixires...)

Es difícil calcular bien la cantidad de levodopa natural que se está ingiriendo. Aún más complejo es predecir su eficacia clínica. La mejoría de los síntomas es sólo la cuarta parte de los preparados convencionales de levodopa, que incluyen carbidopa o benserazida, para potenciar su efecto.

Otros factores como el perfil metabólico individual de la levodopa, la microbiota intestinal y la alimentación también juegan un papel crucial en la respuesta al tratamiento.

Si un paciente que sólo consumía mucuna añade un medicamento como Sinemet o Madopar, el efecto de la levodopa en su organismo podría multiplicarse por cuatro, lo que conlleva un riesgo de sobredosis.

En este libro analizamos las marcas más conocidas, desentrañando sus formulaciones, a menudo confusas, y calculando de modo preciso la cantidad de levodopa que contienen.

Hay apartados sobre el polvo puro de semillas, y sobre las ventajas de encapsularlo para quienes encuentran su sabor poco agradable.

En otros capítulos, se describen los extractos de mucuna en polvo o cápsulas, con diferentes grados de concentración: los de potencia baja (10-20 %), de grado medio (40-60 %) y ultraconcentrada (más del 90 % de levodopa).

También se aborda el uso de elixires líquidos y otros productos menos convencionales, como los que incluyen piperina (derivada de la pimienta negra) o las presentaciones en gominolas para absorción sub-lingual, que aceleran el paso de la levodopa a la sangre al evitar el tránsito intestinal. Además, se discuten combinaciones de extractos simples de tallo con concentrados de semillas.

Finalmente, se incluye una guía práctica con ejemplos sobre cómo utilizar mucuna y recomendaciones sobre las presentaciones y concentraciones más adecuadas según la etapa de la enfermedad de Parkinson.

Para quienes deseen profundizar en el tema, les remito a algunos de mis otros libros: *Mucuna contra Parkinson*, *Remedios naturales en la enfermedad de Parkinson*, y *Tratamiento ecológico de la enfermedad de Parkinson*.

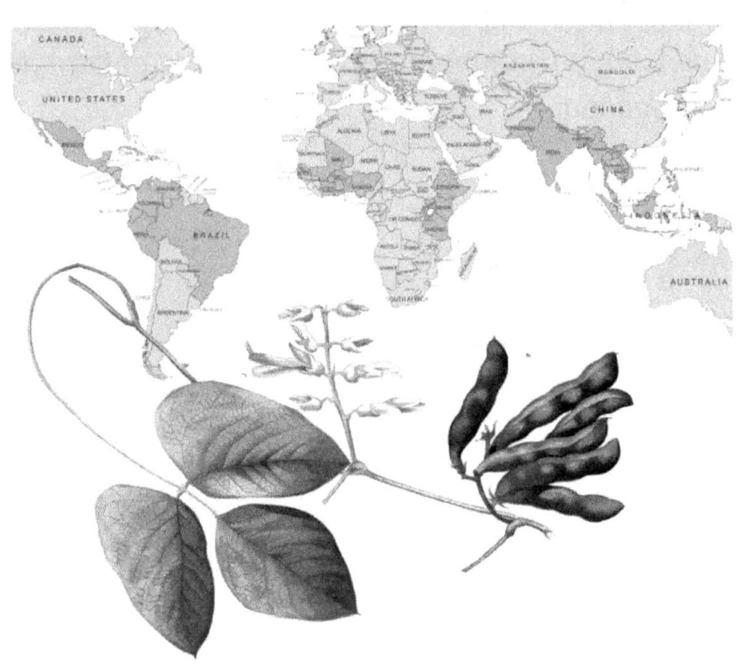

FIGURA : la Mucuna pruriens es un haba que crece en regiones tropicales y contiene mucha levodopa natural.

Sus semillas, en polvo o extractos, son el produc-to natural más eficaz para tratar la enfermedad de Parkinson.

1. Mucuna es más que levodopa

Mucuna pruriens es el nombre científico de un haba tropical, también conocida como frijol de terciopelo, *kapicatchu* o *pica-pica*, Desde hace más de 3.000 años se viene utilizando en medicina ayurvédica para la enfermedad de Parkinson (*kampa-vata*) y otras dolencias.

Sus semillas son ricas en levodopa, el precursor de la dopamina, un neurotransmisor escaso en personas con párkinson. El interés en la mucuna ha crecido debido a su contenido natural de levodopa, que parece ofrecer ventajas terapéuticas sobre las formas sintéticas.

LA PLANTA

La mucuna es una leguminosa, una especie de haba que crece en regiones tropicales de África, Asia y el Caribe. Sus semillas contienen entre un 3 % y un 7% de levodopa, el mayor contenido natural conocido en una planta.

En la medicina tradicional ayurvédica, se valora no sólo por su contenido de levodopa, sino también como afrodisiaco y otras propiedades beneficiosas (PATHAK 2017).

Estudios recientes confirman que *Mucuna pruriens* contiene no sólo levodopa sino también otros compuestos como serotonina, nicotina y antioxidantes, que sugieren un potencial terapéutico más amplio (BOONMONGKOL 2019).

COMPONENTES DESCONOCIDOS EN LA MUCUNA

El potencial terapéutico de *Mucuna pruriens* se extiende más allá de su contenido de levodopa. Varios estudios demuestran un perfil fitoquímico complejo que aún queda por comprender. En las semillas se han identificado más de 50 compuestos bioactivos, y algunos podrían favorecer la absorción y el metabolismo de la levodopa, mejorar los síntomas motores e incluso actuar como neuroprotectores. Contienen alcaloides, glicoproteínas y fitoquímicos (prurienina, mucunina), que se presume actúan sinérgicamente con la levodopa para aliviar los síntomas parkinsonianos y pueden explicar por qué la mucuna suele ser más eficaz y mejor tolerado que la levodopa sintética sola.

MEJORÍAS EN RATONES

Los estudios en modelos animales de la enfermedad de Parkinson han mostrado resultados prometedores. En ratones, la mucuna superó a la levodopa sintética en la mejora de la función motora, duplicando o triplicando los efectos beneficiosos. También se han observado efectos neuroprotectores en roedores, como la preservación de las neuronas dopaminérgicas y la reducción del estrés oxidativo.

MEJORÍAS EN HUMANOS

Los investigadores han comparado la mucuna con Sinemet y Madopar, y han demostrado que los pacientes que consumen mucuna experimentan un alivio más rápido de los síntomas, niveles más altos de levodopa en sangre y una mayor duración de los efectos. Además, con menos efectos secundarios, como la discinesia, una complicación común en los tratamientos prolongados con levodopa sintética.

Como muestra, cuatro ensayos clínicos en humanos:

Ensayo 1. Un preparado tradicional, muy eficaz

Fue el pionero, realizado en 1995, por Manyan y el Parkinson Study Group. Se reclutó a 60 pacientes diagnosticados con enfermedad de Parkinson. De ellos, 26 estaban tomando medicamentos sintéticos de levodopa/carbidopa, mientras que los 34 restantes no habían recibido levodopa previamente. Durante 12 semanas, los pacientes recibieron un producto de la medicina tradicional ayurvédica: HP-200 en forma de polvo, desarrollado a partir de la medicina tradicional ayurvédica (similar al polvo de semillas de Zadopa), mezclado con agua y consumido por vía oral. Los síntomas se evaluaron con a Escala Unificada de Calificación de la Enfermedad de Parkinson (UPDRS).

Se redujeron muy significativamente las puntuaciones de la UPDRS y la etapa de Hoehn y Yahr $< 0,0001$, prueba t), lo que indica una mejora en los síntomas motores y en la calidad de vida de los pacientes. La dosis media óptima diaria para controlar los síntomas fue de 6 ± 3 sobres: es decir, de 3 a 9 sobres (cada uno con 7.5 gramos de polvo de semillas) = entre 22 y 67 gramos/día.* Los efectos secundarios fueron leves y principalmente gastrointestinales, como malestar estomacal o náuseas. Estos resultados sugieren que compuestos naturales, como la Mucuna pruriens, pueden ofrecer una alternativa o complemento a los tratamientos convencionales.

Estudio 2: Mejoría rápida y duradera

Un estudio realizado en 2004 por Katzenschlager comparó Mucuna pruriens con el tratamiento convencional de levodopa/carbidopa (LD/CD) en pacientes con Parkinson avanzado. Ocho participantes recibieron ambas opciones en un diseño cruzado. Como resultados:

- Acción rápida: Mucuna pruriens mostró un inicio más rápido que LD/CD, con efectos notables en 34 minutos frente a los 68 minutos de la levodopa convencional.

- Mayor duración: Los efectos de MP duraron un 22% más, prolongando el tiempo en el estado "on", cuando los síntomas mejoran.

---

* Estimando un contenido en levodopa del 3.3 %, eso significa entre 740 y 2.227 mg de levodopa.

- Discinesias reducidas: No se observó un aumento significativo en los movimientos involuntarios, lo que indica un perfil de seguridad favorable.

Este estudio demostró que Mucuna pruriens podría ser más efectiva que la levodopa estándar, proporcionando un alivio más rápido y duradero sin aumentar los efectos secundarios.

Estudio 3: Comparación de dosis altas y bajas

En 2017, Cilia y su equipo evaluaron a 18 pacientes con EP avanzada (CILLIA 2017), administrándoles dosis altas y bajas de Mucuna pruriens junto con LD/CD. La dosis alta de Mucuna pruriens mostró una mejora significativa en los síntomas motores a los 90 y 180 minutos, con una duración más prolongada del estado "on" (45 minutos adicionales) en comparación con LD/CD. Hubo menos discinesias en comparación con el tratamiento convencional. Estos resultados sugieren que Mucuna pruriens, en dosis adecuadas, no solo es comparable a la levodopa sintética, sino que podría ofrecer una mejor tolerancia a los efectos secundarios y mayor seguridad a largo plazo.

Estudio 4: Altas dosis en pacientes avanzados.

Un ensayo de 16 semanas publicado en 2018 (CILIA 2018) evaluó la tolerancia y eficacia de Mucuna pruriens cuando se usa diariamente en pacientes con Parkinson avanzado. Catorce pacientes alternaron entre MP y LD/CD para medir su respuesta clínica.

La mitad de los pacientes no pudo continuar con MP debido a efectos secundarios gastrointestinales o empeoramiento motor, pero pudieron continuar con una forma diluida en agua. En los que la toleraron los efectos clínicos fueron comparables a los de LD/CD.

Conclusión: Los estudios clínicos en humanos han demostrado que Mucuna pruriens es una alternativa eficaz y segura a la levodopa sintética en el tratamiento del Parkinson avanzado. Su inicio rápido y su efecto duradero, junto con un menor riesgo de discinesias, la hacen especialmente atractiva.

OTRAS VENTAJAS DE LA MUCUNA

La mucuna ofrece otras ventajas importantes, como no aumentar el riesgo de discinesia con el uso prolongado, una limitación frecuente de la levodopa sintética. En modelos animales, el uso prolongado de mucuna no produce discinesias, una importante limitación de levodopa sintética. También posee propiedades neuroprotectoras, probablemente debido a su alto contenido antioxidante, que pueden frenar la progresión del Parkinson. Además, no parece requerir un aumento constante de la dosis, lo que la convierte en una opción más sostenible a largo plazo.

CUADRIPLICAR LA DOSIS

La mucuna tiene claras ventajas pero, al no llevar carbidopa, para conseguir mejorar los síntomas al mismo nivel que los preparados de levodopa sintética con carbidopa (o benserazida), la cantidad de levodopa natural debe ser cuádruple que la de levodopa sintética (entre 2.5 y 4.5 veces, para ser más preciso).

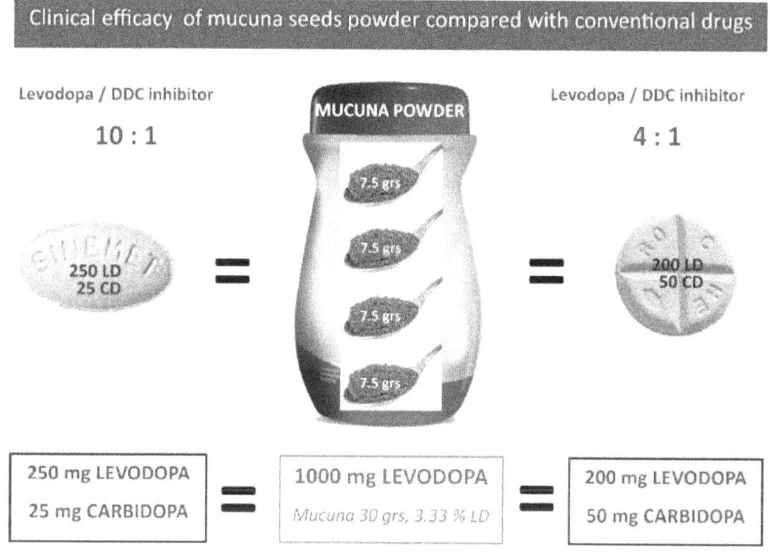

Así, para conseguir la misma eficacia clínica que un conmprimido de Sinemet 25/250 (25 mg de carbidopa y 250 mg de levodopa) hay que dar 1000 mg de levodopa de mucuna (30 gramos de polvo de semillas simple, sin extractos).

Esa proporción de mejoría varía según el perfil individual, el modo en que una persona metaboliza la levodopa, su microbiota intestinal, la alimentación, y la presencia de otros medicamentos.

MUCUNA CON CARBIDOPA

En Europa no se dispone de la carbidopa por separado, pero algunos investigadores combinaron mucuna con carbidopa, un inhibidor de la dopa-descarboxilasa (DANIQUE 2019). Eso mejoró mucho su eficacia al prevenir la degradación periférica de la levodopa, permitiendo que una mayor cantidad llegue al cerebro. Esta combinación reduciría mucho la dosis necesaria de mucuna, manteniendo o mejorando los efectos terapéuticos, lo que hace que el tratamiento sea más práctico y con menos efectos secundarios.

EL PROBLEMA DEL VOLUMEN

Un reto al usar mucuna es el volumen de vegetal necesario para obtener una dosis terapéutica de levodopa. Para igualar la eficacia de una tableta estándar de Sinemet, los pacientes necesitan consumir grandes cantidades de mucuna, y eso es poco práctico. Sin embargo, los avances recientes en las técnicas de extracción y concentración han permitido crear dosis más manejables en cápsulas o tabletas.

PATENTES DE EXTRACTOS DE MUCUNA

Se han patentado técnicas de extracción y formulaciones específicas de *Mucuna pruriens* para el tratamiento de la enfermedad de Parkinson. Entre los solicitantes hay prestigiosos neurólogos como WC

Olanow y AJ Lees (VAN DER GIESSEN 2004). Estas patentes resaltan las propiedades únicas de Mucuna, no sólo por su contenido de levodopa sino también por su potencial para proteger las neuronas y aliviar otras afecciones neurodegenerativas.

En comparación con la levodopa convencional, encontraron que *Mucuna pruriens* proporciona una ventana terapéutica más amplia, lo que permite un tratamiento eficaz en dosis más bajas con menos efectos secundarios. El alivio de los síntomas es más rápido y sostenido, sin aumentar el riesgo de discinesias.

¿DISCINESIAS POR LEVODOPA O POR CARBIDOPA?

La mucuna tiene levodopa natural pero no tiene carbidopa. Y para que sea eficaz la necesita, pero no en la proporción 1:4 del Sinemet Plus 25/100, le bastaría con una proporción menor, como la 1:10 del Sinemet 25/250, o quizá aún menor: 1:15, 1:20...

¿Y si el culpable de las discinesias fuese la carbidopa? Quiero decir, el exceso de carbidopa. Así se sospecha en algunos artículos (HINZ 2014a y 2014b).

La mucuna tiene levodopa y si no provoca discinesias es porque no tiene carbidopa. Pero por no tener carbidopa hay que cuadruplicar su dosis para similar efecto que el Sinemet.

CONTRAINDICACIONES Y ADVERTENCIAS

Aunque la Mucuna pruriens ofrece importantes beneficios terapéuticos, comparte contraindicaciones con la levodopa sintética. Se debe usar con precaución en pacientes con enfermedades cardiovasculares, psicosis, o aquellos que toman medicamentos específicos, como inhibidores de la MAO.

Con inhibidores de la MAO (IMAO) pueden aumentar la presión arterial. En los tratados con anticoagulantes y aspirina aumenta el riesgo de sangrado. La mucuna baja algo la glucemia lo que se tendrá en cuenta en diabétivos. Si se combina con antiparkinsonianos la mucuna puede potenciar el efecto de levodopa y de otros (lo que a veces se busca). Puede aumentar la demanda de vitaminas B1 y B6 por lo se recomienda algún suplemento a baja dosis.

Dado que los productos de mucuna carecen de regulación y estandarización, es fundamental la supervisión médica para evitar efectos adversos o interacciones no deseadas.

LOS PACIENTES NO SABEN LO QUE TOMAN

Un desafío importante en el uso de mucuna es la falta de conocimiento entre los pacientes, quienes a menudo se automedican sin comprender la dosis adecuada o las posibles interacciones con otros medicamentos.

La variabilidad en el contenido de levodopa y la falta de estandarización entre los productos pueden provocar una sobredosis o una subdosis. Es fundamental que los pacientes consulten periódicamente con su médico para garantizar la dosis adecuada y evitar interacciones adversas con otros medicamentos.

MÉDICOS ESCÉPTICOS

Muchos médicos aún son escépticos. Esto se debe, en parte, a la falta de ensayos clínicos a gran escala y al desconocimiento sobre la planta en la medicina occidental. Otros médicos permiten a sus pacientes usar mucuna como suplemento, pero no intervienen en la dosificación, que es ciertamente complicada con la variedad de presentaciones y las formulaciones poco claras. Este libro pretende facilitar su comprensión.

CONCLUSIONES

La mucuna es una alternativa natural prometedora a la levodopa sintética para el tratamiento del Parkinson. Su combinación de levodopa y compuestos bioactivos proporciona beneficios como un alivio más rápido de los síntomas, mayor duración de los efectos y menor riesgo de discinesia. Su uso debe ser supervisado por médicos para garantizar su seguridad y eficacia.

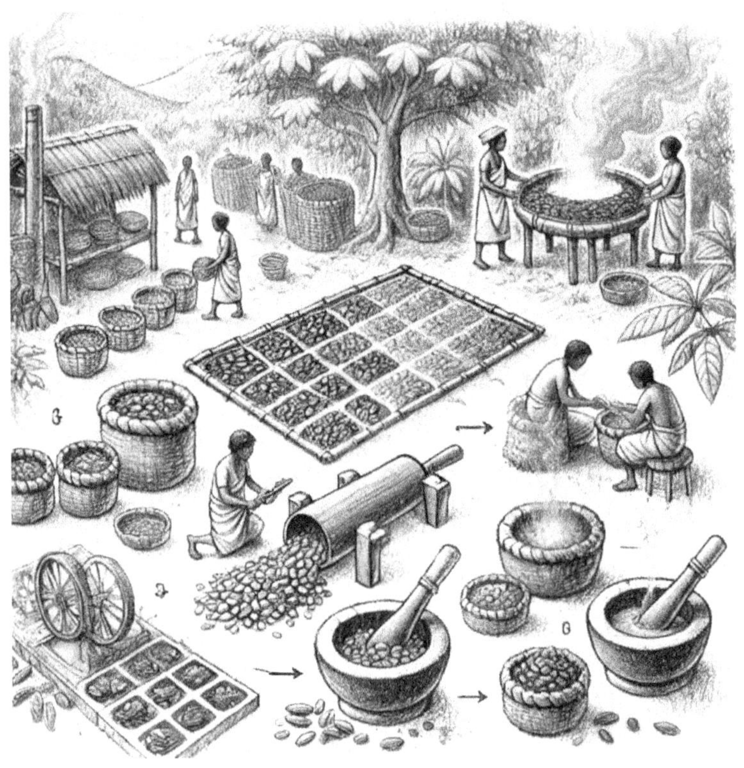

FIGURA 3: Proceso natural de elaboración de la mucuna, como se viene haciendo desde hace milenios. En países poco desarrollados, la mucuna es la alteranativa para poder tratar a las personas con enfermedad de Parkinson,

2. La mucuna de los pobres

En muchos aspectos, esta “mucuna de los pobres” es más completa que la que se consume en países desarrollados, aunque tiene también sus desventajas.

CULTIVO EN PAÍSES SUBDESARROLLADOS

La *Mucuna pruriens* se cultiva ampliamente en regiones tropicales y subtropicales, con un enfoque particular en África, Asia y América Latina. Países como India, Nigeria, Ghana, Uganda, Tanzania, Guatemala y Brasil valoran esta planta tanto por sus beneficios agrícolas como medicinales.

En estas zonas, la mucuna crece de manera espontánea y se considera una especie invasora debido a su rápido crecimiento. Esto significa que su desarrollo no requiere cuidados especiales, lo que facilita su cultivo.

En países como Brasil y Ghana, se integra en sistemas de agricultura sostenible, mejorando los rendimientos de los cultivos y protegiendo el suelo de la erosión. Investigaciones recientes han demostrado que la mucuna es resistente a muchas plagas y enfermedades, lo que la convierte en una opción muy atractiva para los agricultores en regiones con recursos limitados.

USO MEDICINAL

El uso medicinal de la *Mucuna pruriens* ha sido documentado en varias culturas, destacando en el tratamiento de la enfermedad de Parkinson y otros procesos neurológicos. La levodopa de sus semillas se convierte en dopamina en el cerebro y se controlan los síntomas motores en pacientes con párkinson.

PREPARACIÓN PARA ELIMINAR TOXINAS

La mucuna contiene toxinas naturales, como la serotonina y la bufotenina, que deben eliminarse antes de su consumo. Las técnicas tradicionales incluyen:

1. Lavado y Remojo: En muchas culturas, las semillas de mucuna se lavan y se remojan en agua durante varias horas o días, con lo que se reducen las toxinas solubles.

2. Cocción Prolongada: Tras el remojo, las semillas se hierven mucho tiempo, algo crucial para descomponer otras toxinas.

3. Fermentación y Tostado: En algunos casos, las semillas se fermentan o se tuestan. El tostado a 150°C durante 15 minutos, seguido de la decorticación, ha demostrado ser eficaz para reducir las toxinas y preservar la levodopa (CASSANI et al).

EFECTOS SALUDABLES Y SEGURIDAD DE USO

La mucuna es eficaz para tratar el párkinson por su alto contenido en levodopa natural, acompañada por otros compuestos bioactivos que pueden mejorar su eficacia y reducir los efectos secundarios comunes asociados con la levodopa sintética. Tiene un perfil farmacocinético favorable que podría reducir el riesgo y la severidad de las discinesias (CASSANI et al).

La concentración de levodopa en las semillas de mucuna varía según el método de preparación, siendo más alta en las semillas secas y tostadas que en las hervidas.

MUCUNA PARA LOS PACIENTES POBRES

El acceso limitado a medicamentos convencionales para el tratamiento de la enfermedad de Parkinson es un gran problema en muchos países en desarrollo. Como la mucuna crece abundante en estas regiones, resulta una alternativa viable y accesible para el tratamiento de esta enfermedad.

En África subsahariana, donde el 60% de la población vive con menos de 2 dólares al día, el costo diario del tratamiento con levodopa es de aproximadamente 1 dólar (la mitad del sueldo).

En contraste, 1 kg de semillas de mucuna cuesta 1 dólar, suficiente para 50 días de tratamiento con una dosis diaria promedio (CASSANI et al). Evidentemente, la mucuna podría ser una solución sostenible para pacientes con Parkinson en países con bajos ingresos (CARONNI 2024).

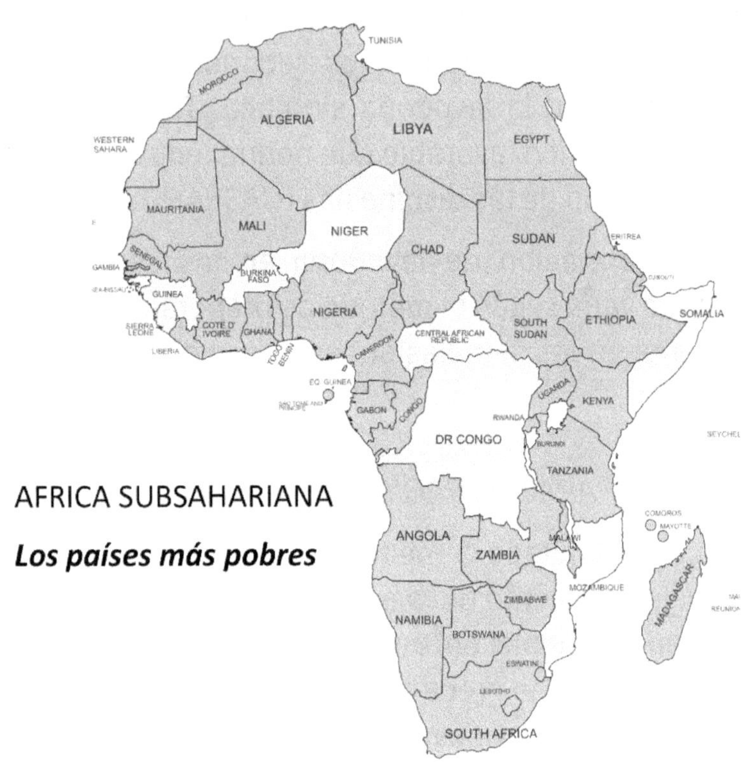

CONCLUSIONES

La *Mucuna pruriens* es una planta de inmenso valor en países subdesarrollados, no solo por sus aplicaciones agrícolas, sino también por su potencial terapéutico en el tratamiento de la enfermedad de Parkinson.

A través de técnicas tradicionales de preparación, la mucuna se convierte en una alternativa segura y efectiva y accesible a los medicamentos convencionales en regiones con recursos limitados.

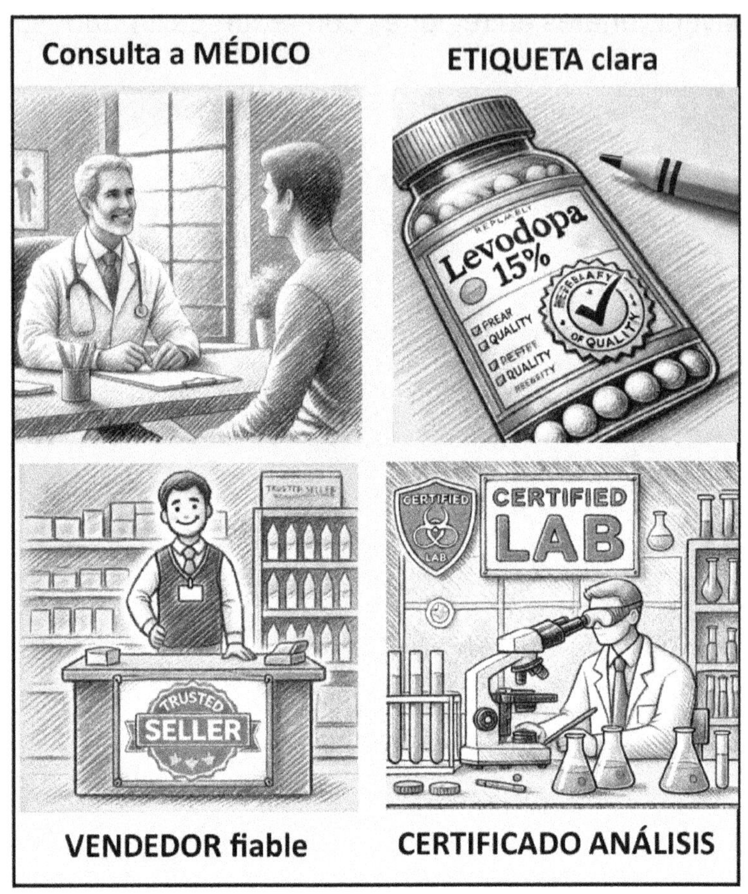

FIGURA 3: AL COMPRAR MUCUNA EN INTERNET

1. Consultar al médico
2. Marcas fiables con etiqueta clara
3. Vendedor fiable
4. Certificado de análisis

3. La mucuna de Internet

En países desarrollados, los laboratorios que comercializan *Mucuna pruriens* se adhieren a rigurosos estándares de seguridad y calidad. Sin embargo, algunos optan por emplear técnicas más naturales para preservar la integridad y potencia de esta planta, conocida por su alto contenido en levodopa, un precursor de la dopamina vital para el tratamiento de la enfermedad de Parkinson.

CULTIVOS SOSTENIBLES Y RECOLECCIÓN

La *Mucuna pruriens* procede de cultivos de regiones tropicales y subtropicales de África, Asia y América Latina, utilizando métodos de agricultura ecológica.

Estas prácticas agrícolas, que evitan el uso de pesticidas y fertilizantes sintéticos, aseguran que el material vegetal esté libre de contaminantes químicos. En algunas zonas, la mucuna se cultiva en sistemas de rotación de cultivos y policultivos, lo que ayuda a mantener la salud del suelo y reduce la presión de plagas.

PROCESAMIENTO TRADICIONAL Y MODERNO

Después de la cosecha, las semillas y el material vegetal de Mucuna se secan al sol para preservar sus compuestos activos.

La combinación de métodos tradicionales como el secado al sol y el tostado, con técnicas modernas de extracción, ha demostrado ser altamente efectiva para mantener la calidad del producto final, mejora la biodisponibilidad de ciertos compuestos bioactivos, aumentando su valor terapéutico.

En laboratorios que producen mucuna sin extracción artificial, se utilizan métodos tradicionales de decocción e infusión, junto con técnicas modernas como la extracción con CO2 supercrítico, que garantizan la obtención de extractos de alta concentración de levodopa.

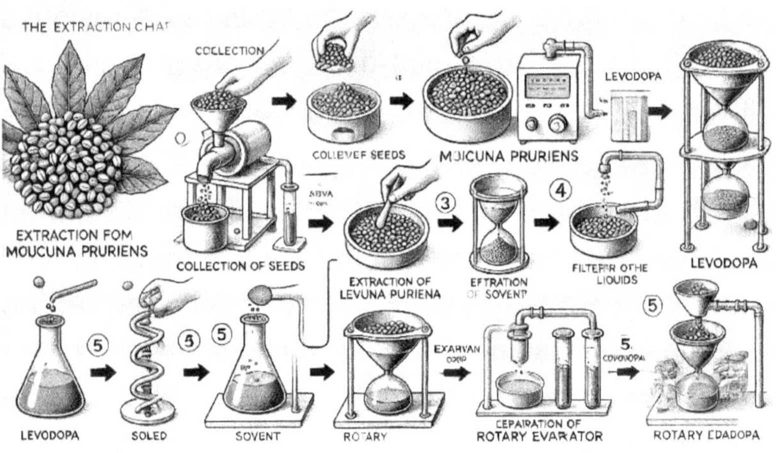

CONTROL DE CALIDAD Y NORMALIZACIÓN

El control de calidad es un aspecto crítico en la producción de extractos de *Mucuna pruriens*. Los laboratorios emplean técnicas analíticas avanzadas como la cromatografía líquida de alto rendimiento (HPLC) y la espectrometría de masas para garantizar que los productos sean consistentes y seguros. Estas técnicas permiten identificar y cuantificar metabolitos clave como la levodopa, asegurando que los productos cumplan con los estándares internacionales de calidad.

LA LEVODOPA VARÍA SEGÚN EL PROCESADO

Un estudio reciente indica que las variaciones en los métodos de procesamiento pueden afectar significativamente la concentración de levodopa en las semillas de mucuna. En algunas regiones, las semillas recolectadas de mercados locales mostraron variaciones en su contenido de levodopa, lo que subraya la importancia de la normalización en la producción de productos de *Mucuna pruriens*.

ENVASADO Y CONSERVACIÓN

Los productos de *Mucuna pruriens* se envasan en condiciones controladas para preservar sus compuestos activos.

El uso de recipientes de vidrio protege el producto de la luz y el aire, factores que podrían degradar la levodopa con el tiempo. Además, algunos laboratorios utilizan técnicas avanzadas como la liofilización, que ayuda a mantener la estabilidad del producto durante períodos prolongados.

BIOTECNOLOGÍA

La biotecnología juega un papel crucial en la optimización de la producción de *Mucuna pruriens*. Investigaciones recientes han permitido mejorar las condiciones de cultivo y el rendimiento de compuestos bioactivos mediante la ingeniería genética.

En India, por ejemplo, se han desarrollado variedades de mucuna con mayores concentraciones de levodopa, lo que mejora su eficacia terapéutica.

ÉTICA Y COMERCIO JUSTO

Muchos laboratorios trabajan en colaboración directa con agricultores locales, garantizando salarios justos y prácticas agrícolas sostenibles. Esta colaboración no solo apoya la economía local, sino que también asegura la integridad de la cadena de suministro, contribuyendo a la producción de productos de Mucuna de alta calidad y procesados de forma natural.

EXTRACTOS CONCENTRADOS DE SEMILLAS

Los extractos concentrados de las semillas de *Mucuna pruriens* son altamente valorados por su alta concentración de levodopa. Las semillas se seleccionan cuidadosamente para asegurar su madurez y calidad. En Bolivia y Ghana, las semillas se someten a un proceso de tostado que mejora la biodisponibilidad de ciertos compuestos, lo que maximiza el valor terapéutico del producto final.

TÉCNICAS DE EXTRACCIÓN

El proceso de extracción es fundamental para obtener un producto de alta calidad. Técnicas como la extracción con CO2 supercrítico y el uso de ultrasonido han demostrado ser altamente eficientes en la obtención de extractos puros y concentrados. Estas técnicas, combinadas con métodos tradicionales, garantizan que el extracto contenga la mayor cantidad posible de levodopa y otros compuestos beneficiosos.

NORMALIZACIÓN (ESTANDARIZACIÓN)

La estandarización es crucial para asegurar que cada lote de extracto de *Mucuna pruriens* tenga una concentración constante de levodopa. Las pruebas de calidad se realizan para confirmar la concentración de levodopa y garantizar que el extracto cumpla con las normativas internacionales. Esto es especialmente importante en aplicaciones terapéuticas como el tratamiento del Parkinson.

ENCAPSULACIÓN Y FORMULACIÓN

El extracto concentrado de Mucuna se encapsula o mezcla con otros ingredientes para su consumo, garantizando que cada dosis sea segura y efectiva. Se emplean técnicas avanzadas de envasado que protegen el producto de factores externos que podrían comprometer su estabilidad, como la luz, el aire y la humedad.

CONTROL DE CALIDAD

El control de calidad es un aspecto esencial en la producción de extractos de *Mucuna pruriens*. Se realizan rigurosas pruebas para confirmar la concentración de levodopa, la ausencia de contaminantes y la estabilidad del producto. Estas pruebas aseguran que el extracto cumpla con todas las normativas necesarias para su comercialización y sea seguro para el consumo

FRAUDES EN INTERNET CON MUCUNA

En Internet venden mucunas *buenas* y *malas*. Si el contenido y la concentración de la fórmula no están claros, no las compres. Además, muchas mienten anun-ciando una cantidad de levodopa que no contienen.

Mi colega Tanya Denne (investigadora en Oregón) dio la voz de alarma (SOUMYANATH 2018) tras analizar seis productos de mucuna: tres de las marcas contenían sólo el 6, el 34 o el 40% de la levodopa declarada en el envase. Otras tres sí llevan la cantidad que dicen e incluso más. Los investigadores no dan los nombres comerciales, pero pude identificarlos. No mencionaré las defectuosas, sino las los que cumplen con su oferta: Dopabean (Solaray), Mucuna Dopa (Source Naturals) y Zandopa (Zandu).

En otoño de 2022, otro análisis de 16 productos de mucuna (COHEN 2022)[6] mostró enormes variaciones en el contenido de levodopa: desde 2 a 241 mg. Si compras mucuna, el prospecto no es suficiente, pide un certificado del contenido, que diferencie la cantidad de polvo o extracto de semillas, el porcentaje de levodopa y lo que realmente lleva cada unidad (a veces dan el valor de levodopa por *dosis*, que pueden ser dos cápsulas).

CONSEJOS AL COMPRAR MUCUNA

Si buscas mucuna como tratamiento complementario, debes informarte bien y evitar los riesgos de suplementos de baja calidad o falsificados.

1. Consulta a tu Médico. Él puede confirmar si el producto de mucuna es adecuado para ti, y te guiará en las dosis, y vigilará interacciones farmacológicas.

2. Marcas fiables. Busca compañías con una sólida reputación y un historial de calidad; que cumplan con las "Buenas prácticas de fabricación" (GMP, y que tengan Certificaciones de Calidad de organizaciones reconocidas (FDA en EE. UU, EMA en Europa, otras).

3. Verifica la composición. Lee la etiqueta cuidadosamente: debe indicar claramente la cantidad de levodopa por dosis. Huye de los que dan datos escasos o dudosos sobre el contenido.

4. Análisis independientes. Comprueba si laboratorios externos han confirmado el contenido de levodopa, y que está libre de contaminantes dañinos como metales pesados.

5. Aprende de las experiencias de otros. Lee reseñas y comentarios de otros pacientes con Parkinson que hayan usado mucuna pruriens. Únete a Foros y comunidades en Internet. Participa. Los miembros a menudo comparten información valiosa sobre sus experiencias con diferentes suplementos.

5. Variabilidad entre lotes. Pueden variar en concentración de levodopa, lo que afecta su eficacia. Los productos estandarizados garantizan resultados.

6. Comercios reputados. Evita vendedores poco fiables y plataformas de vendedores independientes. Compra directamente en el sitio web del fabricante o en farmacias certificadas. Elige productos que ofrezcan un código de autenticidad.

7. Envíos. Comprueba que se mantenga la calidad del producto durante el transporte, sin exposición a temperaturas extremas. Devuelve el producto si no cumple tus expectativas o llega dañado.

8. Lleva un diario de salud después de comenzar con la mucuna. Documenta tus síntomas y cualquier efecto secundario. Ese registro será muy valioso en las consultas con tu médico

9. Laboratorios fiables. En Europa y Estados Unidos son generalmente confiables en cuanto a la seguridad

del producto. Sin embargo, a veces el contenido real no coincide con lo anunciado. Mantente alerta.

11. Polvos de Semillas vs. Extractos. Los polvos de semillas a menudo carecen de información precisa sobre el contenido (no se puede asegurar porque depende de las condiciones de la planta), oscilará entre 3% y 6% de levodopa. Los extractos sí deben venir con un certificado, pero el contenido real de levodopa puede diferir de lo que indica la etiqueta.

12. Exige certificado de análisis. Tienes derecho a asegurarte de que estás obteniendo lo que pagas.

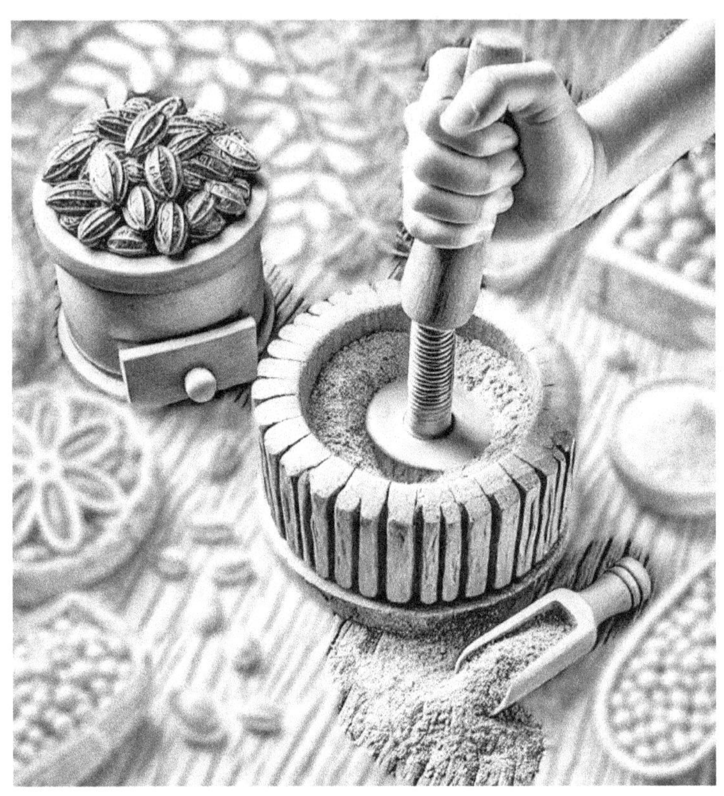

FIGURA 4. POLVO PURO ESTANDARIZADO

Varios laboratorios siguen el método tradicional: simplemente secar y moler las semillas de mucuna (a veces otras partes de la planta). Se obtiene un polvo puro de mucuna, homologado pero sin extractos artificiales. No se puede asegurar el porcentaje de levodopa, que depende de la cosecha, pero se estima un promedio del 4% (entre 2.5 y 6.5 %),

4. Polvo puro de semillas o planta completa

La *Mucuna pruriens* (MP) se ha utilizado durante siglos en la medicina tradicional por sus múltiples beneficios para la salud. Destaca su contenido en levodopa (precursor de la dopamina) pero también contiene otros compuestos bioactivos que ofrecen efectos antioxidantes, neuroprotectores y adaptogénicos.

Puede consumirse de varias formas, cada una con sus características específicas y aplicaciones: polvo de semillas, polvo de tallos y hojas, extractos (líquidos y en polvo) y las variaciones de estos extractos.

POLVO PURO DE SEMILLAS DE MUCUNA

El polvo de semillas de *Mucuna pruriens* es la forma más común y tradicional de consumir esta planta. Se obtiene secando y moliendo las semillas hasta obtener un polvo fino. Este polvo es rico en levodopa, generalmente conteniendo entre un 3% y un 7% de levodopa, aunque la concentración puede ser mayor en productos estandarizados.

Por su alto contenido en levodopa, el polvo de semillas es eficaz para los síntomas motores del Parkinson, como la rigidez y el temblor. También es adaptógeno y mejora el estado de ánimo, reduce el estrés y aumenta la vitalidad sexual (tradicionalmente, aumenta la libido y se usa en la disfunción eréctil).

El polvo puro obtenido de las semillas puede consumirse directamente mezclado con agua, jugos o en batidos.

CÁPSULAS DE POLVO PURO

Ese polvo directo del triturado de semillas también se encapsula para facilitar su dosificación y consumo. Estas cápsulas tienen obviamente menos proporción de levodopa que las de extractos, y esto confunde a muchos consumidores por lo que hay que prestar atención al contenido.

POLVO DE TALLOS Y DE HOJAS DE MUCUNA

El polvo de tallos y hojas de *Mucuna pruriens* es menos común que el polvo de semillas, pero sigue siendo valorado en la medicina tradicional, especialmente en la medicina ayurvédica. Este polvo se elabora secando y moliendo las partes aéreas de la planta (tallos y hojas), las cuales contienen una menor concentración de levodopa, pero ricas en compuestos como flavonoides, saponinas y taninos. Tienen usos diferentes.

El polvo de tallos y hojas es rico en antioxidantes, lo que ayuda a combatir el estrés oxidativo y la inflamación. Los compuestos presentes en los tallos y hojas pueden ayudar a fortalecer el sistema inmunológico y mejorar la resistencia general del cuerpo.

Las INFUSIONES y DECOCCIONES de este pulverizado de la planta completa se beben para aliviar diversos trastornos, y suelen mezclarse con otros remedios herbales.

PORCENTAJE DE LEVODOPA

La concentración de levodopa en el polvo de semillas u otras partes de la planta sin procesar puede variar significativamente dependiendo de varios factores, como:

- Variedad de la planta: Diferentes variedades de *Mucuna pruriens* tienen distintos perfiles químicos.

- Condiciones de cultivo: El clima, el suelo y las prácticas agrícolas influyen en el contenido de levodopa.

- Madurez de la semilla: La concentración de levodopa puede variar según el grado de madurez de la semilla al momento de la cosecha.

- Proceso de secado y tostado: Estas etapas pueden afectar la estabilidad de la levodopa y otros compuestos.

RANGO DE CONCENTRACIONES

Si bien es difícil establecer un valor exacto, se estima que el polvo de semillas de mucuna sin procesar puede oscilar entre 1,25% y 9,16% de levodopa, pero lo habitual es que la concentración de levodopa sea entre el 3 y 7 % del peso seco de las semillas. Esto significa que por cada 100 gramos de polvo, suele haber entre 3 y 7 gramos (3.000 a 7000 mg levodopa).

Con tan amplias variaciones, que dependen de los cambios metereológicos durante el crecimiento de la planta, del tipo de suelo y del momento de la cosecha, los laboratorios no se atreven a dar un porcentaje de levodopa, y es comprensible.

A efectos prácticos, para el polvo de semillas simple, sólo la molienda, sin extracciones, podemos considerar, salvo que la marca certifique otra cosa, que contendrá un 4 % de levodopa: 4 gramos de cada cien son 4000 mg de levodopa en 100 gramos, 400 mg cada 10 gramos, 200 mg cada 5 gramos.

O sea, en la mayoría de estos productos de semillas de mucuna en polvo, si llevan lo que dicen, una cucharadita de café o té promedio (5 mililitros de capacidad, 3 gramos de peso) contiene entre 150 y 250 miligramos de levodopa: entre 1½ comprimidos de Sinemet Plus (150 mg LD) y un comprimido de Sinemet 25/250 (250 mg LD), pero atención a que su efecto clínico es cuatro veces menor (si no se añade carbidopa) y que los efectos secundarios son también menores.

BIODISPONIBILIDAD, DOSIS

Biodisponibilidad: La levodopa en el polvo sin procesar puede tener una biodisponibilidad menor en comparación con los extractos concentrados y estandarizados. Esto se debe a la presencia de otros compuestos en la semilla que pueden interferir con la absorción.

- Dosificación: Debido a la variabilidad en la concentración de levodopa, es difícil establecer una dosis precisa para el polvo sin procesar. Esto puede aumentar el riesgo de sobredosis o de una eficacia subóptima.

- Pureza: El polvo sin procesar puede contener impurezas como fibras, almidón y otros compuestos vegetales, lo que puede afectar la calidad del producto.

NO DOSIFIQUES CON CUCHARILLAS

En las fichas que proporciono sobre el polvo de mucuna, he estimado que una cucharita de té estándar (tsp) contiene aproximadamente 3 gramos de polvo. Esta medida es solo una referencia comparativa, pero no es exacta ni recomendable para una dosificación precisa.

El problema con las cucharitas de té es que su tamaño y capacidad varían mucho. Aunque se suele asumir que tienen una capacidad de 5 mililitros, no todas las cucharitas que encontramos en casa coinciden con esta medida. Además, mientras 5 mililitros de agua pesan 5 gramos, el peso de los polvos cambia según su densidad y textura. Por ejemplo, en el caso de la harina, una cucharita rasa suele pesar 3 gramos, pero si la cucharita está colmada, puede llegar a 5 gramos.

Sin embargo, ¿qué tan colmada debe estar para ser precisa?

Para facilitar las comparaciones, en las fichas he tomado como referencia el peso de 3 gramos de harina en una cucharita rasa, ya que es lo más similar en densidad al polvo de mucuna. Algunas marcas, como Zandopa, proporcionan cubiletes con capacidad de 12 mililitros para dosificar 7.5 gramos, lo que indica que aproximadamente 5 mililitros de este polvo podrían equivaler a 3 gramos en una cucharita de té.

Sin embargo, no todas las marcas son consistentes en sus utensilios de medición. Algunas incluyen cubiletes mucho más pequeños, como los que solo miden 1/8 de tsp (aproximadamente 0.625 gramos). Esto hace que confiar en cucharitas para medir dosis precisas sea bastante arriesgado, especialmente cuando se trata de polvos muy concentrados.

Por ejemplo, si necesitas tomar 50 o 100 mg de levodopa y tienes un polvo con un 99% de concentración, ¿cómo podrías medirlo con precisión usando una cucharita o incluso con una balanza casera? Las balanzas domésticas no suelen tener la sensibilidad necesaria para medir cantidades tan pequeñas con exactitud.

Mi recomendación es optar por productos con concentraciones más bajas para facilitar la dosificación. En el caso de necesitar dosis más elevadas con productos ultraconcentrados, lo más seguro es adquirirlos en cápsulas premedidas, lo que garantiza una mayor precisión y seguridad en su uso.

MARCAS DE POLVO PURO DE SEMILLAS

Comentaremos aquí las marcas más populares de laboratorios que comercializan el polvo simple de semillas de mucuna, sin extraer sus componentes.

Se venden en bolsas y el paciente debe dosificarlas pesándolas en balanza de precisión, con el cubilete que aportan, o con una cucharilla de té que se supone equivale a 5 mililitros (unos 3 gramos de peso para polvo de este tipo).

Hay muchas variaciones en su volumen y este método es impreciso pero esta cucharita de té (tsp en abreviatura británica) nos permitirá dar una medida promedio para comparar el contenido entre las marcas el contenido aproximado de levodopa.Sobre todo, en comparación con otros polvos no puros, a alta potencia de extracción (hasta el 99 %), que veremos en otro apartado, y que mostrarán enormes diferencias con este polvo puro simple.

ZANDOPA en polvo - *zanducare.com*

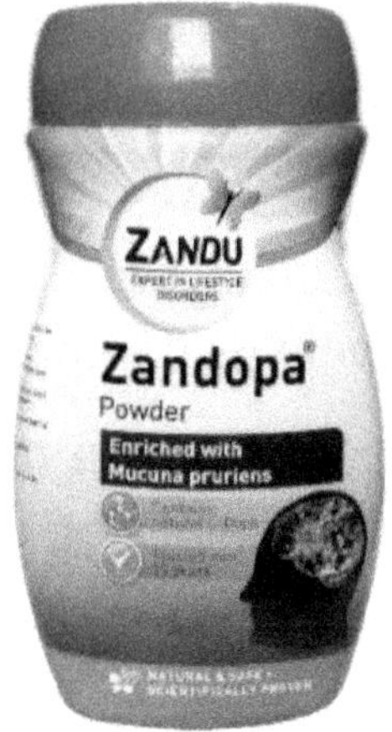

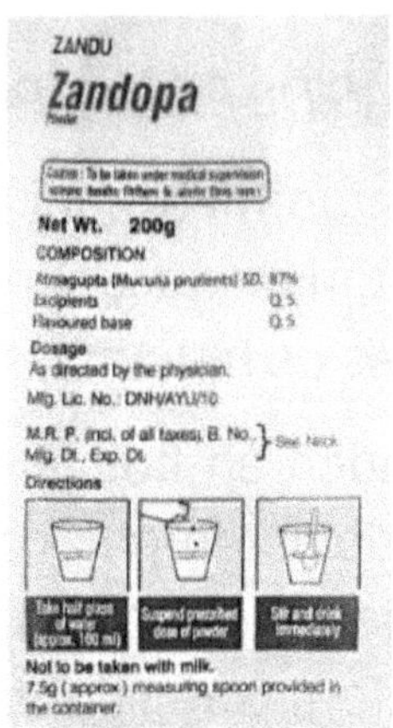

POLVO PURO	3.3 %	1 tsp = **100 mg** LD
semillas	*3 gramos*	

Zandopa es la mucuna de referencia en los ensayos realizados en pacientes (HP-200) y se estandarizó para que cada cubillete de 7.5 gramos (que viene con envase) 250 mg de levodopa*. Eso representa un 3.3 % por lo que una cucharadita de té (3 gramos) contendría 100 mg de LD.

El polvo proviena directamente de semillas, pero estandarizado para asegurar la calidad. Al no ser un extracto hay que tomar más cantidad y algunos pacientes se quejan de su sabor.

---

* En aun nálisis externo a varias marcas, el porcentaje de levodopa en Zandopa era aún mayor del anunciado: 357 mg en 7.5 gramos (4.7 %).

BULKSUPPLEMENTS polvo -
bulksupplements.com

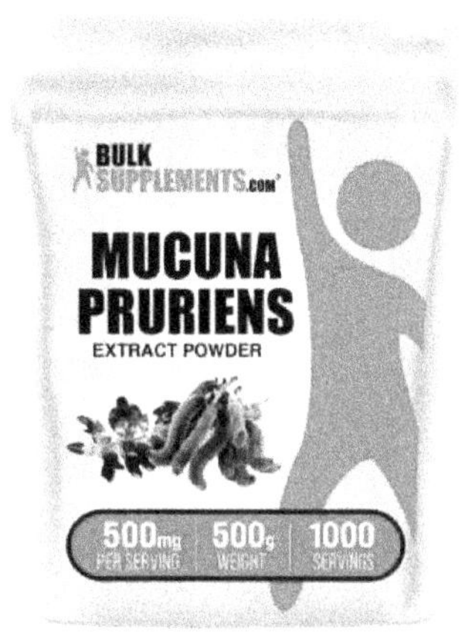

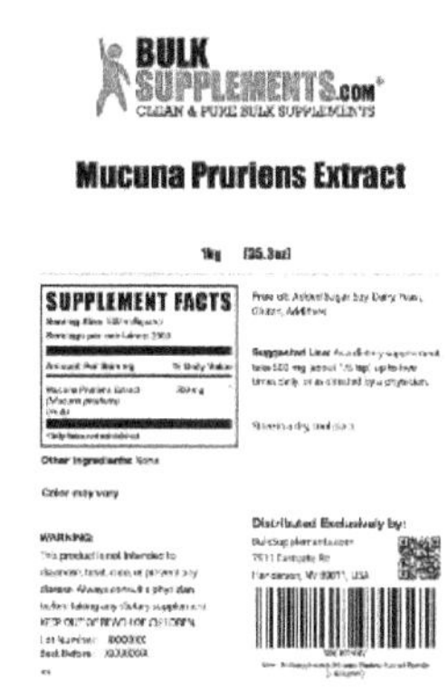

POLVO PURO	4 %	1 tsp = **120 mg** LD
semillas	*3 gramos*	

BulkSupplements ofrece suplementos a granel, por lo que resultan más económicos. Se reconoce su alta pureza, sin aditivos e incluyen *Mucuna pruriens*. Me enviaron certificado de análisis, pero, como es habitual en el polvo de semillas, no dan un porcentaje de levodopa y lo vamos a calcular en el promedio del 4 %.

En estas presentaciones, el sabor puede ser desagradable y hay que prestar atención a la dosificación precisa que requiere conocimientos y las herramientas adecuadas.

CARMEL Organics polvo - *bulksupplements.com*

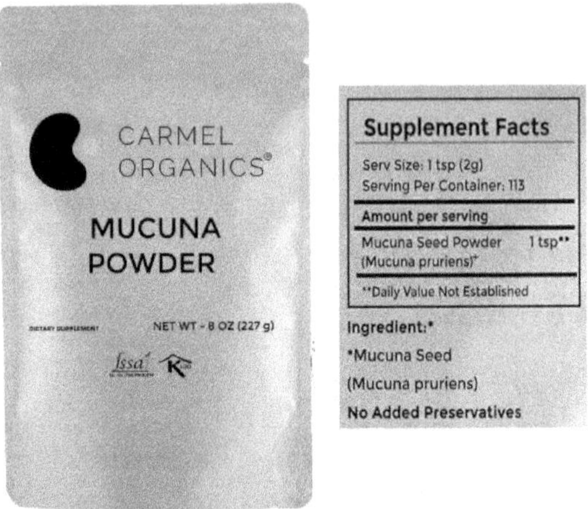

POLVO PURO	4 %	1 tsp = **120 mg** LD
semillas	*3 gramos*	

Carmel Organics es una empresa fundada en 2012 enfocada en apoyar a pequeños agricultores en India mediante el cultivo orgánico de hierbas y especias.

Polvo puro de semillas que, como la gran mayoría, no pueden asegurar el porcentaje de levodopa que oscila entre 2.5 y 6, y que estimamos para simplificar un promedio del 4 %, salvo que el fabricante indique otra cosa.

Recomiendan una dosis de media cucharita de té que equiparan a 2 gramos. Teniendo en cuenta la variable capacidad de las cucharitas, aquí consideramos 3 gramos del producto para equilibrar las comparaciones de potencia entre marcas.

NOVA NUTRITIONS polvo - *bulksupplements.com*

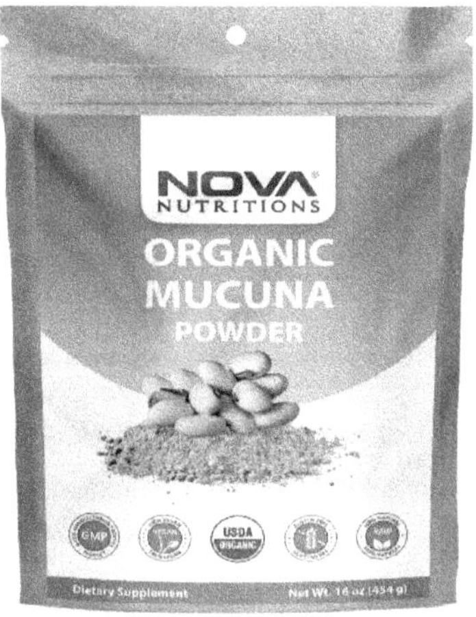

Supplement Facts

Serving size: 1/2 teaspoon (2g)
Servings per container: 227

	Amount per serving	%Daily Value
Certified Organic Mucuna Powder (Mucuna pruriens)	2 g	*

*Daily Value not established.

OTHER INGREDIENTS : None

NOTE : Color variations are normal in natural and herbal products due to seasonal change.

SUGGESTED USE :

- Mix 1/2 teaspoon with warm water, once or twice daily or as directed by a healthcare professional.
- It can be used for cooking and seasoning.
- Close the container tightly after each use.

POLVO PURO	4 %	1 tsp = **120 mg** LD
semillas	*3 gramos*	

Polvo puro de semillas. no pueden asegurar el porcentaje de levodopa que oscila entre 2.5 y 6. Para simplificar, lo estimamos como promedio del 4 %, salvo que el fabricante indique otra cosa.

Recomiendan una dosis de media cucharita de té que equiparan a 2 gramos. Teniendo en cuenta la variable capacidad de las cucharitas, aquí consideramos 3 gramos del producto para equilibrar las comparaciones de potencia entre marcas.

NUTRICOST polvo - *bulksupplements.com*

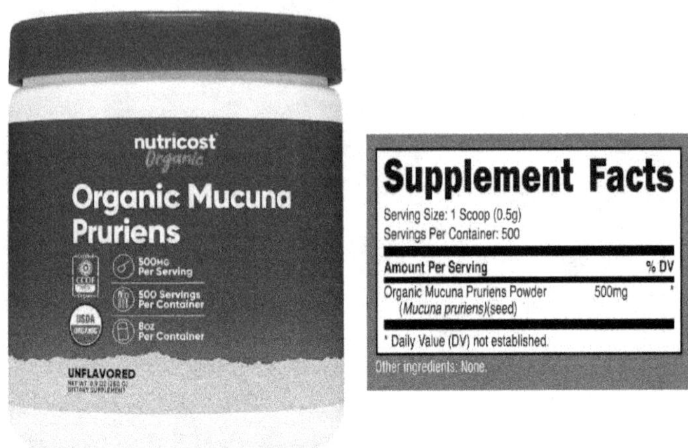

POLVO PURO	4 %	1 tsp = **120 mg** LD
semillas	*3 gramos*	

Polvo puro de semillas en tanto que no menconan que sea extracto. En estos productos estimamosn un promedio del 4 %, de levodopa. Eso son 120 mg de levodopa para una cucharita de té promedio (3 gramos).

Recomiendan una dosis baja, un cubileta de medio gramo que vendría a representar sólo 20 mg de levodopa. Así puede considerarse suplemento dietético en vez de medicamente y evitan algunas trabas burocráticas. En pacientes la ración o dosis no depende del fabricante sino del médico.

KAPIKACCHU polvo - *banyambotanicals.com*

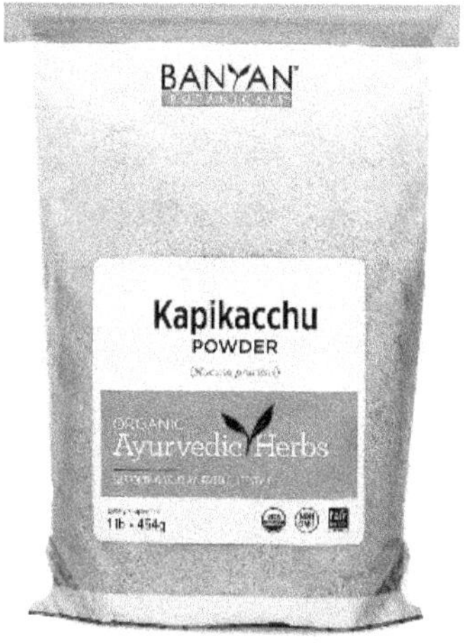

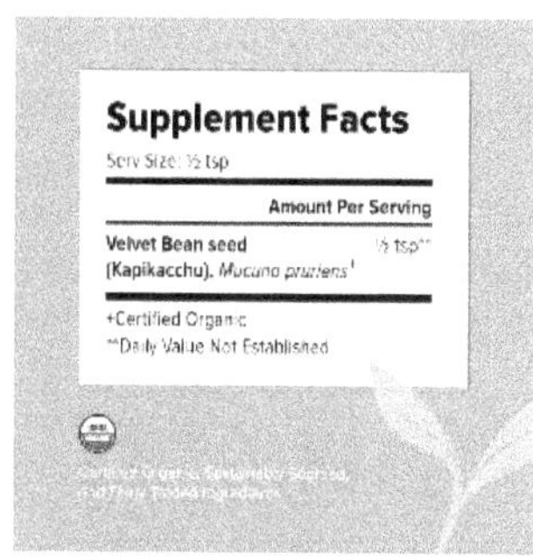

POLVO PURO	4.5 %	1 tsp = **135 mg** LD
semillas	*3 gramos*	

Me han enviado Certificado de análisis y explican que su polvo de semillas, según condiciones de cultivo, tiene un porcentaje de levodopa entre 4 y 5 %. Tomando el promedio de 4.5 %, una cucharita de té (3 gramos) equivale a 135 mg de levodopa.

.

HERBS FOREVER powder . *herbsforever.com*

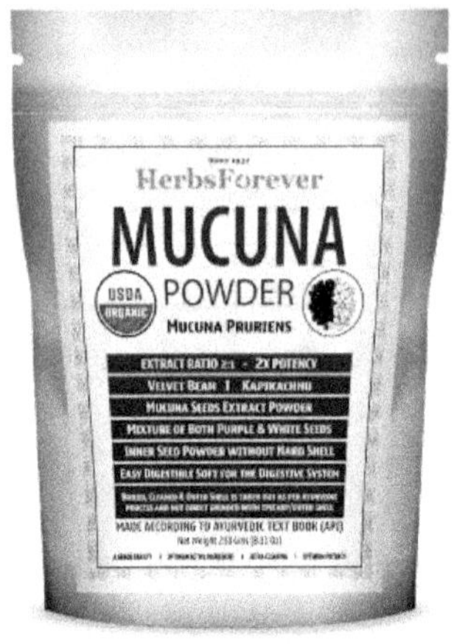

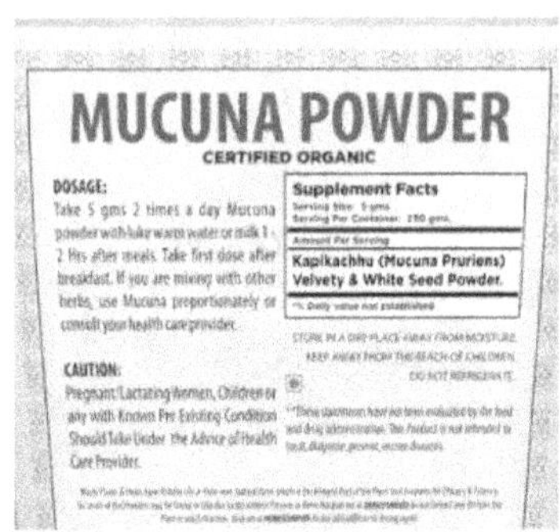

<table>
<tr><td>POLVO PURO</td><td>4.75 %</td><td rowspan="2">1 tsp = 142 mg LD</td></tr>
<tr><td>semillas</td><td>3 gramos</td></tr>
</table>

Escribí al laboratorio para aclarar la concentración de levodopa y contestaron que, aunque en el polvo de mucuna suele variar entre 2 y 5 %, su producto contiene entre 3,5 y 6 %.

He considerado el promedio de 4.75 % para obtener el resultado de 142.5 mg de levodopa en cada cucharita de té (3 gramos).

POLVO PURO EN CÁPSULAS O TABLETAS

En otros laboratorios el polvo puro (sin extracciones) se encapsula para evitar el sabor que para algunos es desagradable. El problema es que la cantidad de levodopa es baja, salvo que la cápsula sea grande (difícil de tragar) o que la "ración" incluya varias cápsulas.

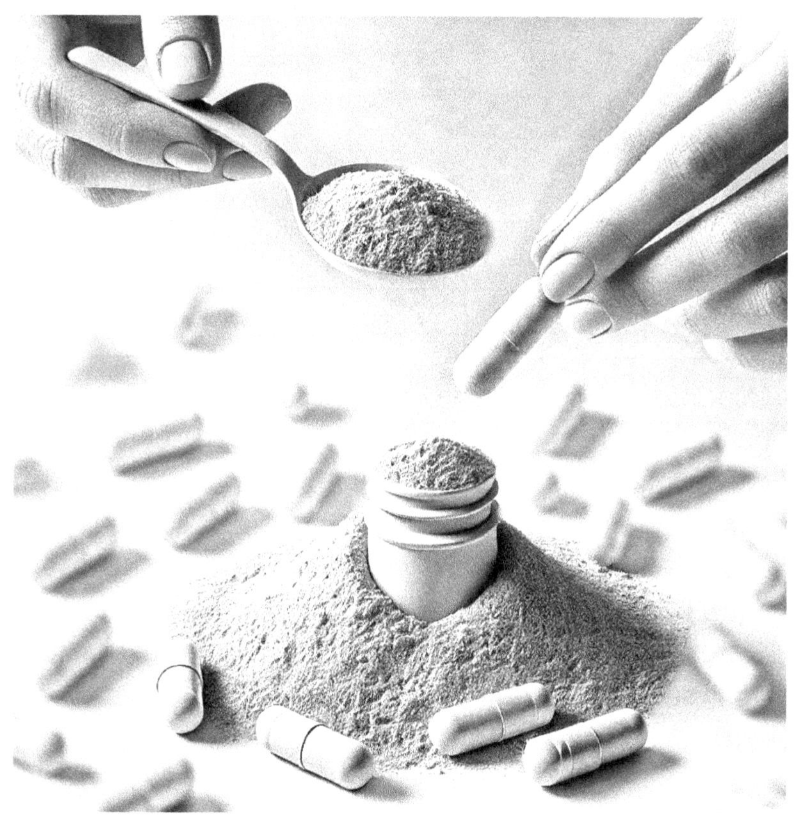

HIMALAYA organic - *iherbs.com*

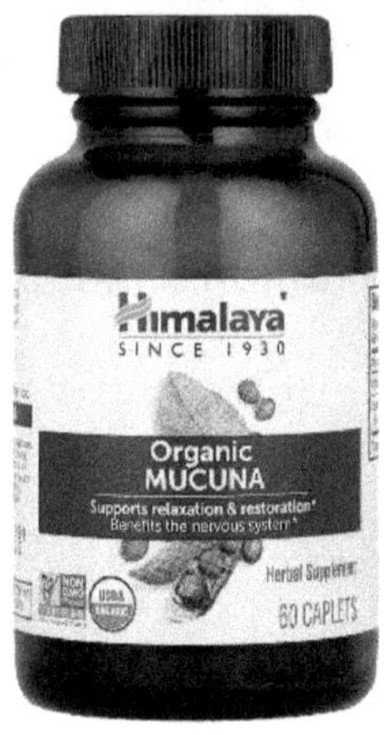

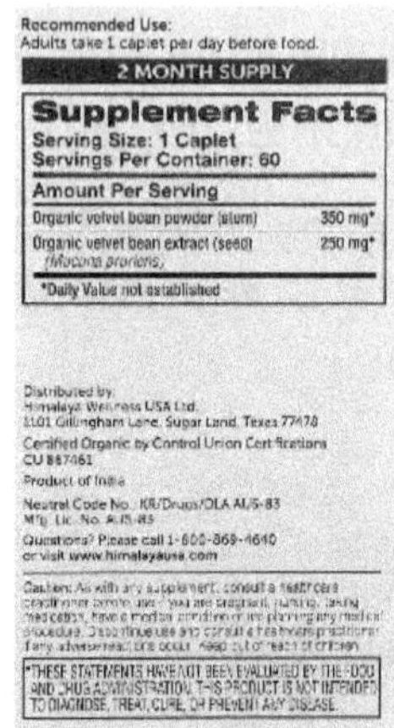

<table>
<tr><td>Cápsula POLVO PURO</td><td>0.25 y 4 %</td><td rowspan="2">1 cáps = 11 mg LD</td></tr>
<tr><td>tallo y semillas</td><td>600 mg</td></tr>
</table>

Combina polvo de tallo (350 mg) y de semillas (250 mg) pero estandarizado para asegurar la calidad y encapsulado para evitar mal sabor. Al no ser un extracto tiene menos concentración de levodopa. Los 250 mg de semillas al 4% equivalen a 10 mg LD. En los tallos hay menos levodopa, entre 0.19-0.31 %) y tomando 0.25 % como promedio, los 350 mg sólo son 1.4 mg de levodopa (pero debe incluir otras sustancias activas).

SWANSON cáps polvo – *swansoneurope.com*

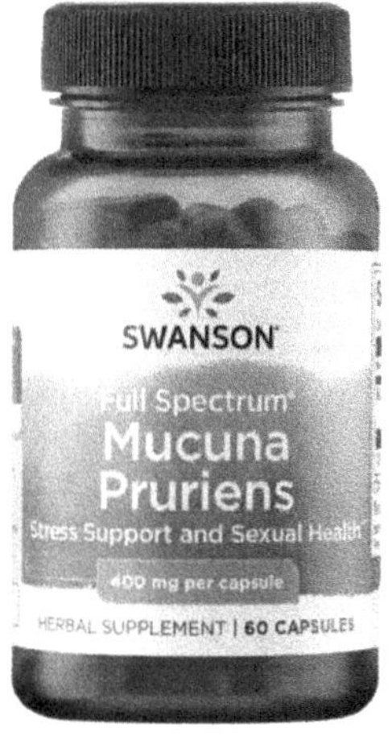

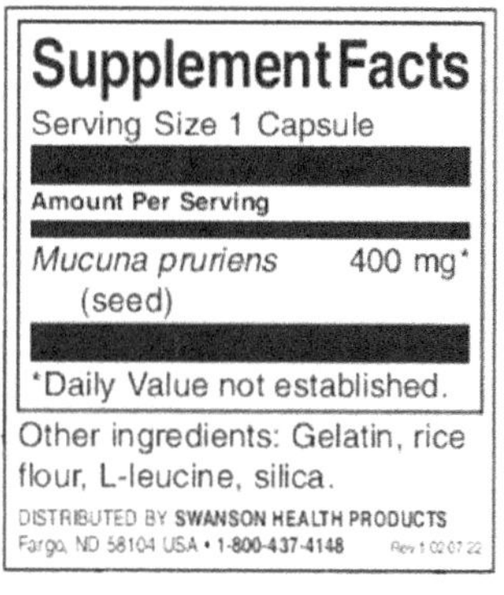

Cápsula POLVO PURO	4 %	1 cáps = **16 mg** LD
semillas	*400 mg*	

Para evitar el mal sabor del polvo de semillas se ha encapsulado. Son 400 mg de la molienda, sin hacer ningún extracto, que se han envuelto. Al no ser un extracto tiene menos concentración de levodopa y hay que tomar más cantidad para la misma dosis.

Contiene poca levodopa, como los polvos de semilla, y suele varíar entre 2 y 7 %. Si tomamos como promedio 4 %, cada cápsula contiene 14 mg de levodopa.

SUPREME cáps polvo – *supremenaturals.com*

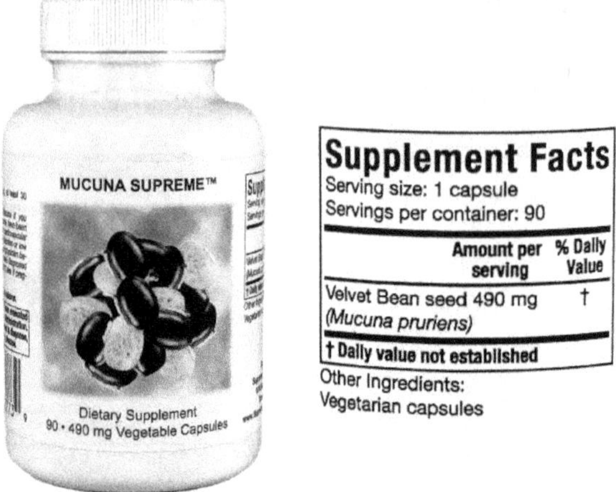

<table>
<tr><td>Cápsula POLVO PURO</td><td>4 %</td><td rowspan="2">1 cáps = 20 mg LD</td></tr>
<tr><td>semillas</td><td>490 mg</td></tr>
</table>

Otra opción de tomar las semillas de mucuna simplemente molidas, sin extractos ni otros artificios: 490 mg de polvo crudo de semillas, cuyo porcentaje de levodopa varía entre 2 y 7 %. Si tomamos como promedio 4 %, cada cápsula contiene 22 mg de levodopa.

Útil para empezar a usar mucuna sin riesgos, y más adelante, tendrían que tomarse varias cápsulas por dosis:.con 5 se tendrían 110 mg, un poco más de la levodopa que lleva un Sinemet 25/100, ajustando la potencia clínica por carecer de carbidopa.

BANYAN tabletas - *banyanbotanicals.com*

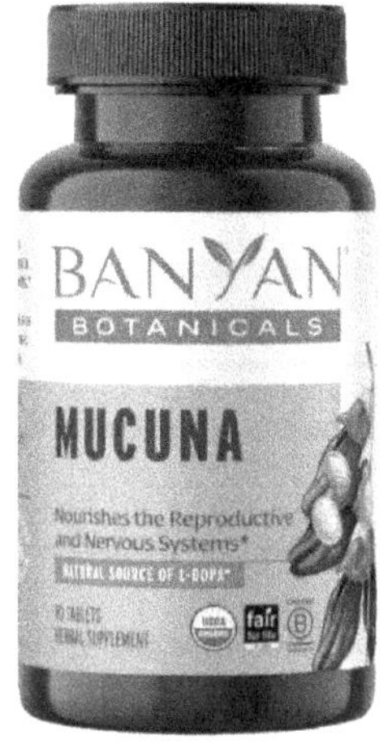

Supplement Facts

Serving Size: 2 tablets Servings Per Container: 45	Amount Per Serving
Mucuna seed *Mucuna pruriens*•ꜝ	1000mg*

*Daily Value not established

OTHER INGREDIENTS: Amla fruit powder•ꜝ, Gum acacia•ꜝ
•Certified Organic
ꜝFair for Life Fair Trade certified: 100% of all ingredients

Gluten Free

Tableta POLVO PURO	4.5 %	1 cáps = **22 mg** LD
semillas	*500 mg*	

Ahora en tabletas, las semillas puras, en polvo, según los principios tradicionales en este laboratorio.

Es como tomar Zandopa, pero envasado, para que el sabor no sea impedimento. Según certifican la calidad de su producto asegura el 4.5 % de levodopa. Cada tableta tendría sólo 22.5 mg aproximadamente, Eso sí, con todos los componentes de las semillas, sin otros procesados.

BRIEOFOOD cáps polvo – *brieofood.com*

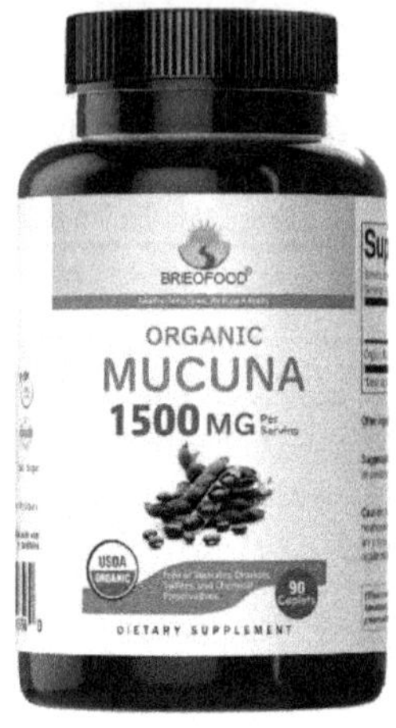

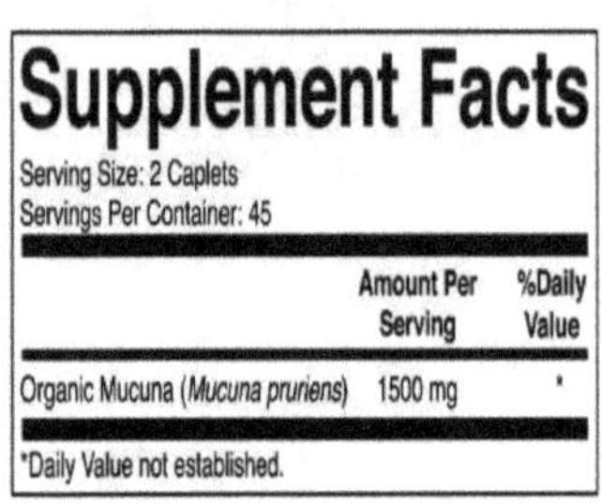

Tableta POLVO PURO	4 %	1 tablet = **30 mg** LD
semillas	*750 mg*	

Está entre las tableta o cápsulas que contienen más cantidad de polvo puro de semilla, simplemente molidas, sin extractos ni otros artificios:

750 mg de polvo crudo de semillas, cuyo porcentaje de levodopa varía entre 2 y 7 %. Si tomamos como promedio 4 %, cada cápsula contiene 30 mg de levodopa. Con dosis normales se necesitan 2 ó más.

La cápsula es relativamente grande para una cantidad de levodopa baja, pero asegura la pureza, sin aditivos, y evita el peculiar sabor del polvo.

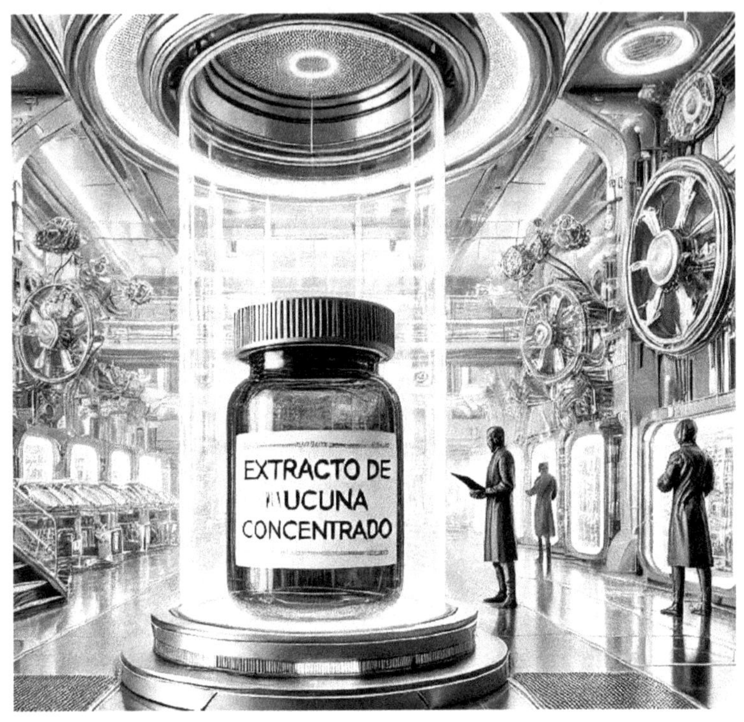

FIGURA 5. EXTRACTOS CONCENTRADOS DE MUCUNA. El proceso es más complicado y se obtienen extractos concentrados de la planta, con porcentajes de levodopa entre el 15 y 99 %.

5. Extractos con más levodopa

Los extractos concentrados de las semillas de mucuna, o de toda la planta, han ganado popularidad debido a sus potenciales beneficios terapéuticos. A lo largo del proceso de fabricación, se busca obtener extractos que maximicen tanto la levodopa como otros compuestos bioactivos que hacen de esta planta una alternativa natural interesante.

EL PROCEDIMIENTO

Incluye la selección y secado de la planta, la molienda, extracción de componentes, filtración y concentración, estandarización, encapsulación o formulación, y el control de calidad.

1. Selección y Secado

Todo comienza con una selección muy cuidadosa de las semillas de Mucuna pruriens. Se eligen las mejores, asegurando que estén maduras y libres de impurezas. Después, las semillas se secan a baja temperatura para proteger los compuestos activos, en especial la levodopa, que es sensible al calor. En algunos casos, se someten a un ligero tostado, lo que puede ayudar a mejorar la capacidad del cuerpo para absorber estos compuestos.

2. Molienda Fina

Una vez secas, las semillas se muelen hasta obtener un polvo muy fino. Esto es importante porque facilita la extracción de los compuestos activos como la levodopa. Un polvo fino ofrece más superficie de contacto durante el proceso de extracción, maximizando así la eficiencia.

3. Extracción de los Componentes Bioactivos

La extracción es el corazón del proceso. Hay varias técnicas para extraer la mayor cantidad posible de levodopa y otros compuestos:

- Elección del Solvente: Dependiendo de los compuestos que se quieran extraer, se utilizan solventes como agua, etanol o metanol. Esto también depende de las normativas que controlan los residuos de solvente en el producto final.

- Técnicas de Extracción:

  - Maceración o Infusión: Se sumerge el polvo de las semillas en un solvente durante un tiempo prolongado, lo que permite que los compuestos solubles, como la levodopa, se disuelvan.

  - Extracción en Reflujo: Aquí se calienta el solvente y se hace circular a través del polvo, lo que incrementa la eficiencia del proceso.

- Extracción con CO2 Supercrítico: Es una técnica más avanzada y limpia que utiliza dióxido de carbono en un estado especial, permitiendo obtener extractos de alta pureza.

- Ultrasonido o Microondas: Métodos modernos que aceleran el proceso de extracción sin dañar los compuestos activos.

4. Filtración y Concentración

El líquido obtenido de la extracción pasa por un proceso de filtración para separar el extracto de los residuos sólidos. Luego, este extracto líquido se concentra, eliminando el exceso de solvente. Esto se puede hacer mediante evaporación al vacío para evitar el uso de altas temperaturas que podrían degradar los compuestos activos.

5. Estandarización (Normalización)

Este paso es crucial para asegurar que el extracto final tenga una concentración uniforme de levodopa. Se analiza el contenido y, si es necesario, se ajusta para garantizar que cumpla con los estándares requeridos (por ejemplo, una concentración mínima del 15% de levodopa).

6. Encapsulación o Formulación

Una vez obtenido el extracto concentrado, se puede encapsular o preparar en otras formas, como tabletas o líquidos. Este paso también implica el envasado en condiciones controladas para proteger el producto de la luz, el aire y la humedad, lo que asegura su estabilidad y eficacia.

7. Control de Calidad

El control de calidad asegura que el producto final sea seguro y eficaz. Se realizan análisis para confirmar la concentración de levodopa y la ausencia de contaminantes, y se verifica que el producto sea estable durante su almacenamiento.

TIPOS DE EXTRACTOS

Hay diferentes presentaciones de extractos, cada una con sus propias ventajas y características, según las necesidades del usuario.

Extractos Líquidos de Mucuna

Los extractos líquidos de Mucuna pruriens concentran los principios activos en una solución. Estos extractos son conocidos por ser más potentes y actuar más rápido que los extractos en polvo. Generalmente, la concentración de levodopa en estos productos se estandariza en un 15% o más, lo que asegura una dosificación eficaz.

Dada su alta biodisponibilidad (se absorben rápidamente en el cuerpo), los extractos líquidos son ideales para tratar los síntomas motores del Parkinson de forma inmediata. Además de la levodopa, retienen otros compuestos que pueden tener efectos neuroprotectores y mejorar la función cognitiva. Su administración suele ser en gotas bajo la lengua o diluidos en agua, lo que facilita su rápida absorción.

Extractos de Mucuna en Polvo

Los extractos en polvo son otro formato muy popular. Se obtienen evaporando el solvente utilizado en la extracción, lo que da como resultado un polvo fino y concentrado. Estos extractos pueden tener una concentración de levodopa que varía entre 15% y 30%, haciéndolos mucho más potentes que el polvo simple de semillas.

Los extractos en polvo son especialmente útiles para quienes necesitan dosis medias o altas de levodopa. Es crucial seguir las dosis recomendadas, ya que al ser productos concentrados, un uso incorrecto podría causar efectos secundarios no deseados.

Extractos Estándar y Complejos

Los extractos estándar a base de semillas se formulan para contener una cantidad precisa de levodopa, lo que los hace ideales para tratamientos médicos donde la consistencia es clave. Estos extractos permiten un control más exacto de las dosis, algo vital en el manejo del Parkinson.

Por otro lado, los extractos complejos ofrecen una mezcla más variada de compuestos de la planta, no solo levodopa. Esto es interesante cuando se busca un efecto más sinérgico, aprovechando otros compuestos beneficiosos como antioxidantes, flavonoides y saponinas, que pueden potenciar el efecto general del tratamiento.

Extractos Ultraconcentrados

Algunos pacientes buscan extractos extremadamente concentrados, que prometen hasta un 99% de levodopa. Sin embargo, estos productos no siempre son la mejor opción. Este alto nivel de concentración se logra a través de procedimientos artificiales que, aunque efectivos, eliminan muchos de los componentes naturales que hacen de la Mucuna pruriens una alternativa especial.

Además, puede haber problemas con la dosificación. Por ejemplo, si compras un polvo con 99% de levodopa, ¿cómo calculas correctamente una dosis pequeña como 50 o 100 miligramos? A veces, las etiquetas no son precisas o no ofrecen certificados de concentración confiables, lo que añade un nivel de incertidumbre.

Estos extractos ultraconcentrados pueden tener su utilidad en casos muy específicos, pero no los recomiendo para un uso general.

Siempre es mejor optar por extractos más equilibrados, que conserven una parte de los compuestos adicionales que mejoran la biodisponibilidad de la levodopa.

Extractos en Cápsulas: Comodidad y Precisión

Son una opción práctica aquellos que contienen entre 15% y 40% de levodopa. Estos productos son más fáciles de dosificar y ofrecen la ventaja de mantener gran parte de los compuestos naturales de la planta. A medida que el tratamiento progresa, y si el paciente necesita más levodopa, puede considerarse el uso de extractos más potentes (50% o más), siempre bajo supervisión médica.

Al evaluar las cápsulas, es importante fijarnos en cuántos miligramos de extracto contiene cada una, no solo en el porcentaje de levodopa. Algunas cápsulas pueden tener una menor concentración de levodopa, pero compensan con una mayor cantidad de extracto, lo que puede hacerlas igualmente efectivas.

ELEGIR EL PRODUCTO ADECUADO

Según el objetivo terapéutico, es fundamental escoger el formato adecuado de Mucuna pruriens:

- Polvo de semillas: Ideal si buscas un producto más natural y menos procesado, con un enfoque en el tratamiento del Parkinson y el bienestar general.

- Polvo de tallos y hojas: Este formato ofrece beneficios antioxidantes y antiinflamatorios, aunque no es tan específico para el Parkinson.

- Extractos líquidos y en polvo: Recomendados para quienes necesitan dosis altas de levodopa, como en

Parkinson avanzado, o para quienes buscan mejorar su rendimiento físico o cognitivo.

- Extractos ultraconcentrados: Por su potencia, son difíciles de dosificar y deben utilizarse con mucha precaución, preferiblemente en cápsulas.

ELEGIR EL MÉDICO ADECUADO

La mucuna se vende libremente pero el tratamiento debe ser supervisado por un médico. Y elegirle es más importante que la compra del producto. Debe conocer bien la enfermedad de Parkinson, y también la mucuna de modo que pueda calcular las dosis. Además debe ser un buen comunicador, tienes que empatizar con él, y poder hablar libremente de tus síntomas, de tus mejorías o de los efectos adversos, sin tapujos y sin temor a que te reproche demasiado, incluso en las decisiones espontáneas que tomas y que pueden haberte perjudicado.

ABANICO DE APLICACIONES TERAPÉUTICAS

La Mucuna pruriens ofrece una amplia gama de aplicaciones terapéuticas, desde extractos naturales hasta formulaciones muy concentradas. Elegir el producto adecuado depende de las necesidades de cada persona, y el tratamiento preciso a ajustará a su perfil individual de metabolización de levodopa, a su edad, a la forma clínica y a la fase evolutiva de su enfermedad. Conviene además equilibrar la la cantidad de levodopa y los compuestos bioactivos para obtener los mejores resultados.

MARCAS MÁS POPULARES

A continuación, comentamos las marcas principales de extractos concentrados de semillas *en cápsulas*. Los ordenamos de menor a mayor concentración. Los menos conncentrados tendrán menos porcentaje de levodopa, pero se parecen más a la planta original. Una extracción excesiva, algunos lo hacen al 90-99 %, tiene más levodopa, pero faltarán otros constituyentes de la mucuna que son importantes para su mejor funcionamiento. Si levodopa es 99 % no queda prácticamente ninguno de los componentes que hacen especial a la mucuna. Tengan más o menos concentración, hay que valorar cuántos gramos de extracto contiene. Hay marcas al 15 % pero la cápsula es más grande y al final lleva más levodopa.

Tampoco hago caso a la dosis recomendada por el laboratorio pues debe ponerla el médico, y engaña cuando dan las cifras de levodopa "por ración" que puede ser de 2 cápsulas y a veces más.

Hay una presentación curiosa en gominolas, muy débil (5 mg). Nos centraremos en los extractos comunes al 15-25 %. Entre los de la misma concentración los ordeno de menor a mayor cantidad de levodopa (los ordenados de menos (10 mg /cápsula de Pure Encapsulations) a más (171 mg/cápsula de Herbs Forever).

ETTA VITA - *ettavita.com*

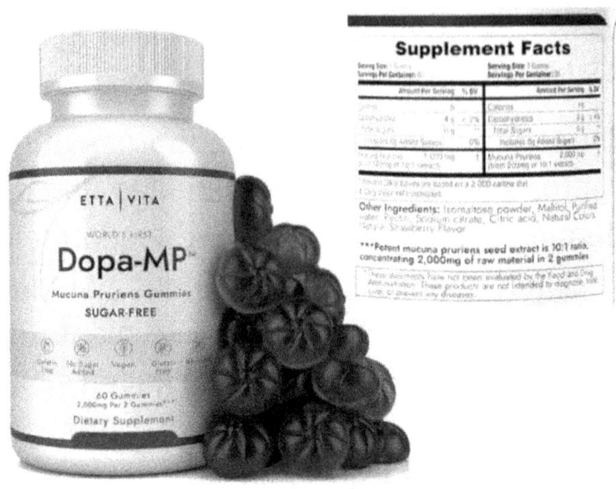

Gominola EXTRACTO	5 %	1 gom = **5 mg** LD
semillas	*100 mg*	

Interesante extracto de mucuna ¡en GOMINOLAS!, que se aborben en parte bajo la lengua (Dopa-MP gummies). En teoría, es útil para los que tienen problemas de vaciado gástrico lo que enlente la absorción y producen bajón después de la comida. Pero poca cantidad de levodopa.

Cada gominola lleva 1000 mg de semillas, extracto 10:1. Según el laboratorio, se estima 5 % de levodopa, en cada gominola (100 mg) hay 5 mg de levodopa. Es muy poco, pero abre paso a la vía sublingual.

PURE ENCAPSULATIONS - *pureencapsulations.com*

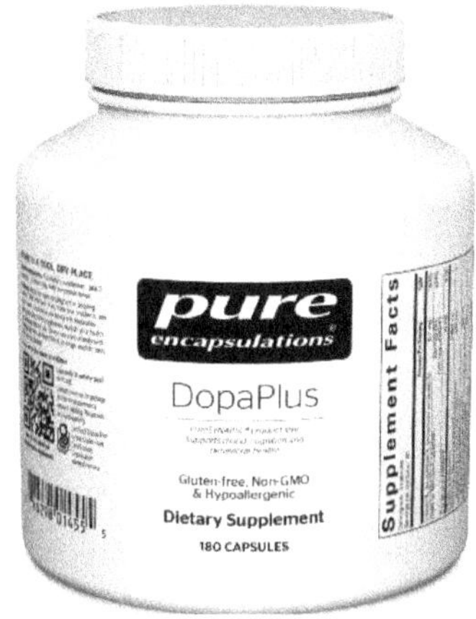

Supplement Facts
Serving size 3 capsules
Servings per container 60

	Amount Per Serving	%DV
Vitamin B_6 (as pyridoxal 5' phosphate) (activated B_6)	6.7 mg	394%
Folate (as Metafolin®, L-5-MTHF)	833 mcg DFE (500 mcg L-5-MTHF)	208%
Zinc (as zinc picolinate)	10 mg	91%
L-Tyrosine (free-form)	1,000 mg	*
Velvet bean (*Mucuna pruriens*) extract (seed) (standardized to contain 15% L-DOPA)	200 mg	*
Rhodiola (*Rhodiola rosea*) extract (root) (standardized to contain 3% total rosavins and 1% salidroside)	100 mg	*
Grape (*Vitis vinifera*) extract (seed) (standardized to contain 92% polyphenols)	100 mg	*
Green tea (*Camellia sinensis*) extract (leaf) (standardized to contain 90% total tea catechins and 70% EGCG)	100 mg	*

*Daily value (DV) not established

Other ingredients: vegetarian capsule (cellulose, water)

<table>
<tr><td>Cápsula EXTRACTO</td><td>15 %</td><td rowspan="2">1 cáps = 10 mg LD</td></tr>
<tr><td>semillas + B6 + té</td><td>66 mg</td></tr>
</table>

La ración es de 200 mg de extracto de semillas al 15 % (30 mg en total) pero se distribuye en 3 cápsulas: cada una lleva sólo 66 mg, o sea, 10 mg de levodopa.

Añade extracto de té verde (33 mg con 70% catequinas EGCG= 23 mg), B6 (2.2 mg) y otros en cantidades poco significativas.

ADVANCE PHYSICIAN - *physicianformulas.com*

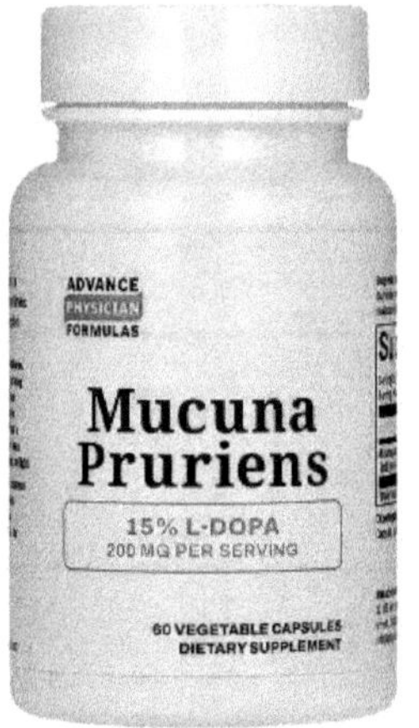

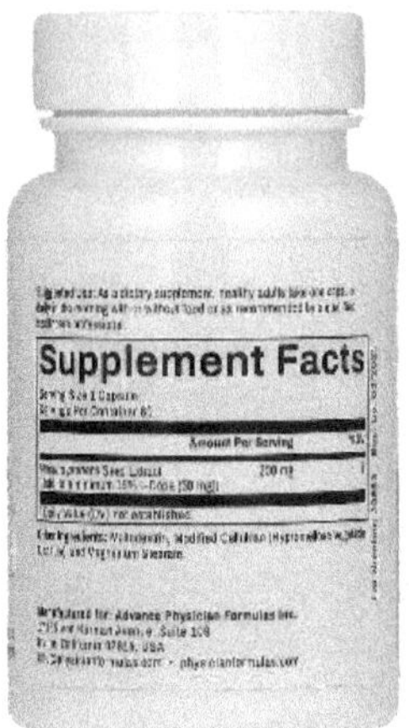

<table>
<tr><td>Cápsula EXTRACTO</td><td>15 %</td><td rowspan="2">1 cáps = 30 mg LD</td></tr>
<tr><td>semillas</td><td>200 mg</td></tr>
</table>

Es una marca con bueno productos, pero se queda corto con mucuna. Se justifica el bajo contenido de levodopa (30 mg por cápsula) porque se ha buscado un extracto que minimice los riesgos de sobredosificación.

El riesgo es ciertamente bajo, pues en una publicación (Soumyanath A et al 2018) se analizaron estas cápsulas y sólo contenían 12 mg de levodopa, un 40 % de ki anunciado.

SOLARAY Dopabean – *solaray.com*

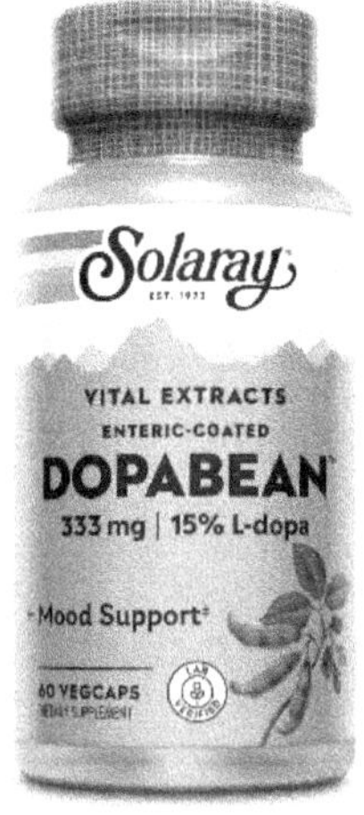

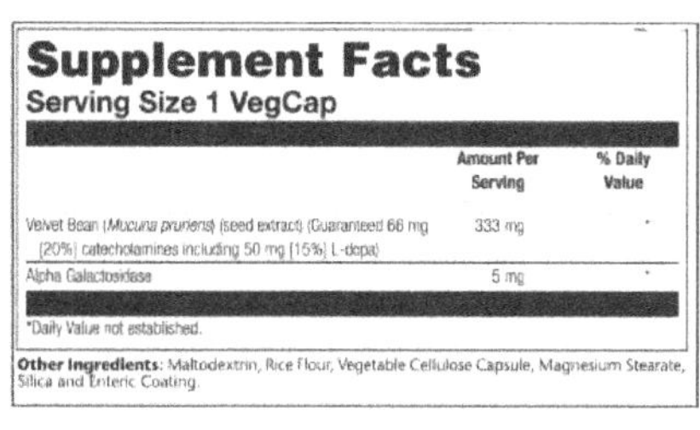

Supplement Facts
Serving Size 1 VegCap

	Amount Per Serving	% Daily Value
Velvet Bean (*Mucuna pruriens*) (seed extract) (Guaranteed 66 mg (20%) catecholamines including 50 mg (15%) L-dopa)	333 mg	*
Alpha Galactosidase	5 mg	*

*Daily Value not established.

Other Ingredients: Maltodextrin, Rice Flour, Vegetable Cellulose Capsule, Magnesium Stearate, Silica and Enteric Coating.

Cápsula EXTRACTO	15 %	1 cáps = **50 mg** LD
semillas	*333 mg*	

Extracto de semillas que contiene la quinta parte de catecolaminas de las cuales, al menos 50 mg (15 %) es levodopa.

Según un estudio científico (Soumyanath A et al 2018) que analizó las cápsulas, se objetivo algo más: 56 mg de levodopa por cápsula. Es de las marcas en que un análisis externo verifica que llevan lo que publicitan. En amazon.com es opción seleccionada.

HORBÄACH - *pipingrock.com*

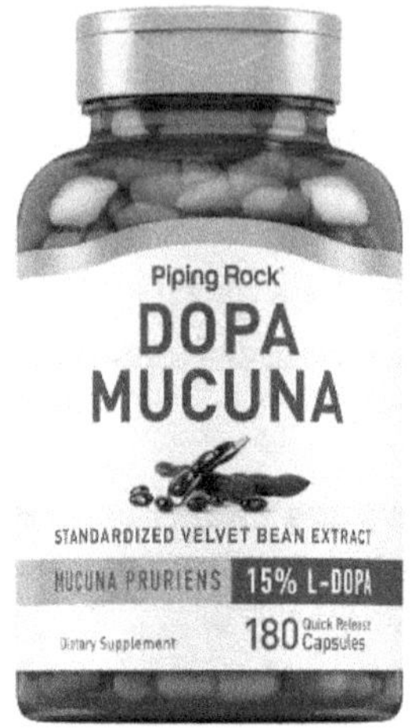

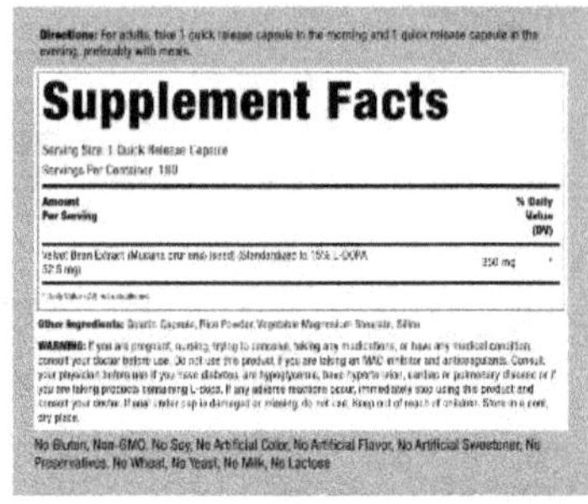

Cápsula EXTRACTO	15 %	1 cáps = **52 mg** LD
semillas	*350 mg*	

Extracto al 15 %, una concentración moderada que permite 52.5 mg de levodopa en una cápsula de liberación rápida de tamaño reducido (350 mg de producto).

PIPING ROCK - *pipingrock.com*

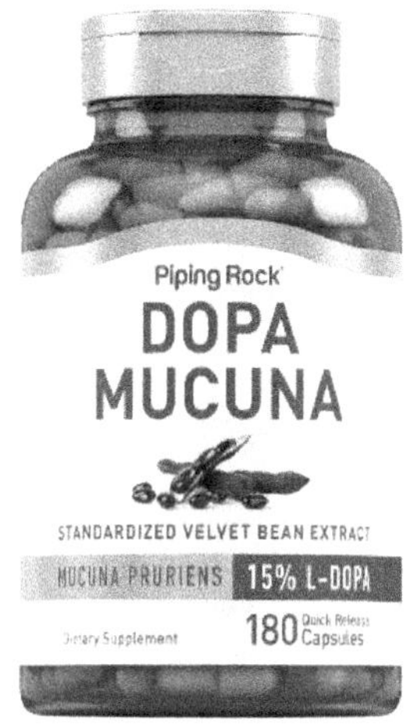

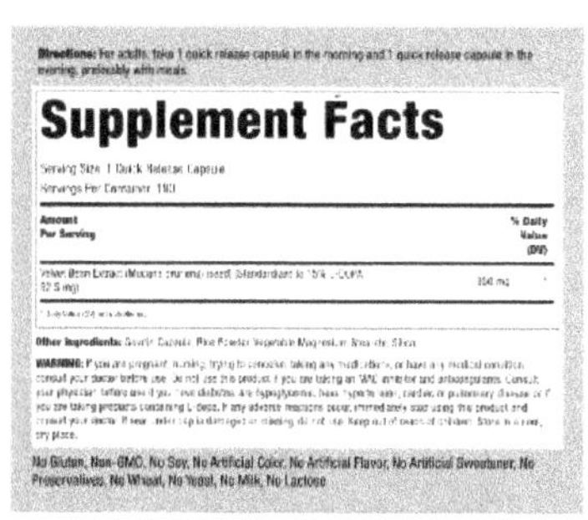

<table>
<tr><td>Cápsula EXTRACTO</td><td>15 %</td><td rowspan="2">1 cáps = 52 mg LD</td></tr>
<tr><td>semillas</td><td>350 mg</td></tr>
</table>

Cápsulas de liberación rápida de un extracto al 15 % usando agua y alcohol, que detallan en su respuesta, junto a varios certificados de análisis.

DOPA MUCUNA NOW - *nowfoods.com*

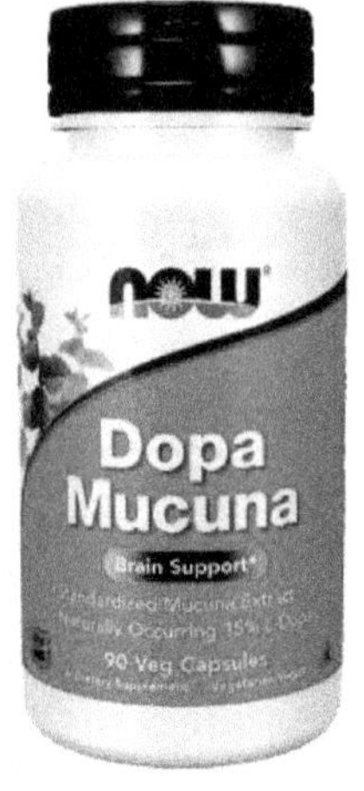

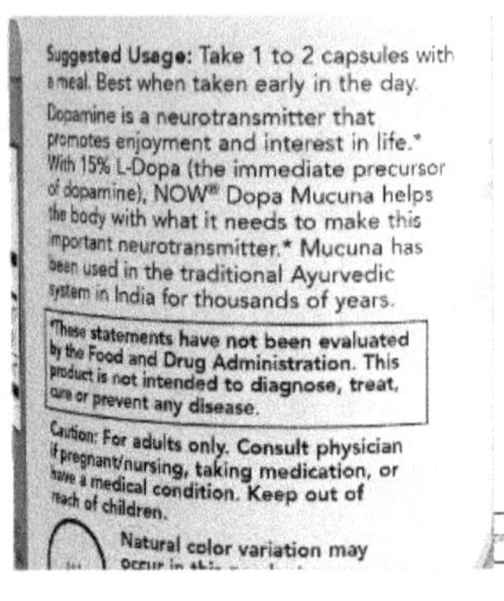

<table>
<tr><td>Cápsula EXTRACTO</td><td>15 %</td><td rowspan="2">1 cáps = 60 mg LD</td></tr>
<tr><td>semillas</td><td>400 mg</td></tr>
</table>

Es una marca de prestigio, seleccionado en *amazon,com* con calificaciones de más de 4/5 estrellas, compras frecuentes y escasas devoluciones.

Buena relación entre la baja potencia del extracto y el contenido de levodopa, 60 mg, en una cápsula de tamaño aceptable (400 mg).

La etiqueta muestra 800 mg (120 de levodopa) porque la “ración” que recomiendan es de dos cápsulas.

BONUSAN mucuna – *bonusan.com*

Mucuna pruriens
BONUSAN

Mucuna pruriens ayuda a regular la actividad hormonal.
Contribuye al funcionamiento normal del sistema nervioso y a la función cognitiva normal.
Mucuna pruriens ayuda a una menstruación normal.
Extracto puro y estandarizado del frijol mucuna. Con 400 mg de extracto de Mucuna pruriens por cápsula.
Estandarizado al 15% de levodopa, es decir, 60 mg de levodopa por cápsula.
No utilizar durante el embarazo o la lactancia.

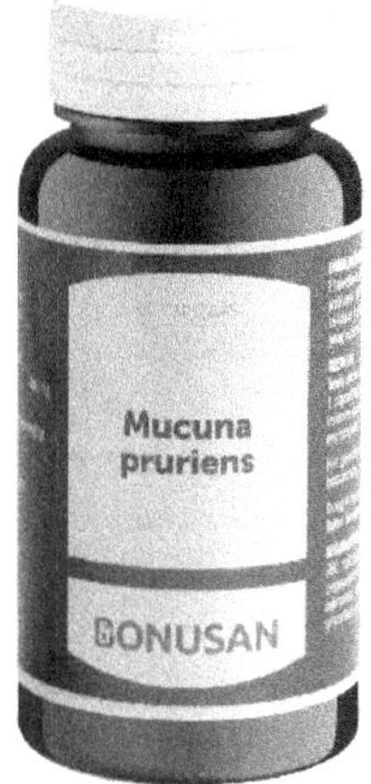

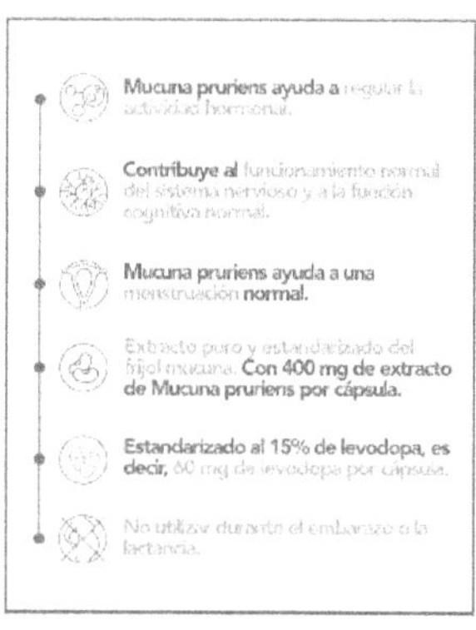

Cápsula EXTRACTO	15 %	1 cáps = **60 mg** LD
semillas	*400 mg*	

Otra buena marca, prácticamente igual a la anterior, con extracto de semillas al 15 %, uno de los más utilizados.

En España se ha mantenido el suministro de Bonusán cuando ha habido problemas para obtener otras marcas de mucuna.

DOUBLE WOOD - *doublewood.com*

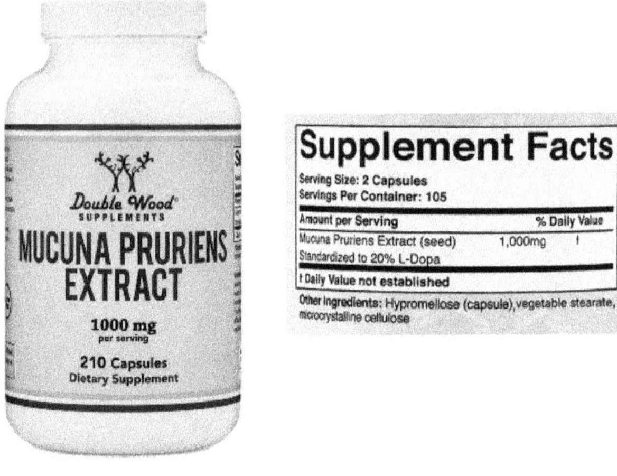

Supplement Facts

Serving Size: 2 Capsules
Servings Per Container: 105

Amount per Serving		% Daily Value
Mucuna Pruriens Extract (seed) Standardized to 20% L-Dopa	1,000mg	†

† Daily Value not established

Other Ingredients: Hypromellose (capsule), vegetable stearate, microcrystalline cellulose

Cápsula EXTRACTO	20 %	1 cáps = **100 mg** LD
semillas	*500 mg*	

Nuevamente hay que fijarse en que la ración (1000 mg) es de dos cápsulas: cada una lleva 500 mg de extracto de semillas al 20 %, o sea, 100 mg de levodopa natural, una cantidad de las mas altas para extractos de baja concentración.

.

ZAZZEE - *zazzeenaturals.com*

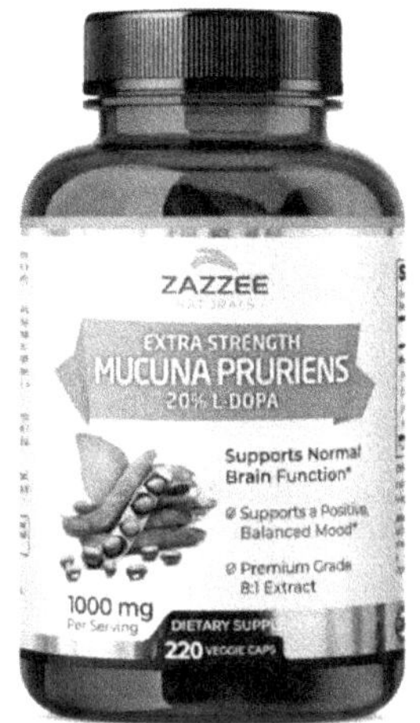

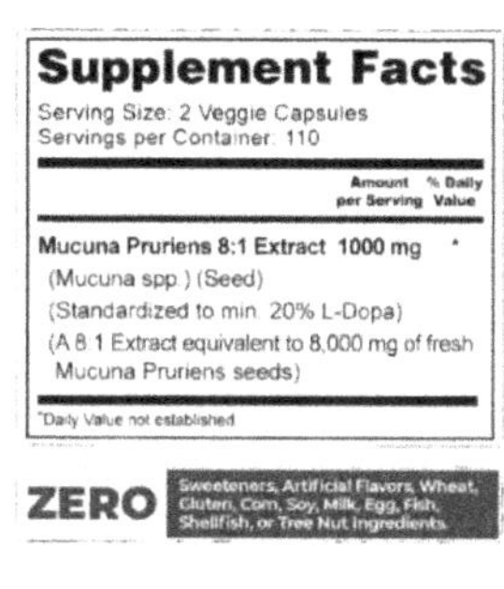

Supplement Facts

Serving Size: 2 Veggie Capsules
Servings per Container: 110

	Amount per Serving	% Daily Value
Mucuna Pruriens 8:1 Extract (Mucuna spp.) (Seed) (Standardized to min. 20% L-Dopa) (A 8:1 Extract equivalent to 8,000 mg of fresh Mucuna Pruriens seeds)	**1000 mg**	*

*Daily Value not established

ZERO Sweeteners, Artificial Flavors, Wheat, Gluten, Corn, Soy, Milk, Egg, Fish, Shellfish, or Tree Nut Ingredients

<table>
<tr><td>Cápsula EXTRACTO</td><td>20 %</td><td rowspan="2">1 cáps = 100 mg LD</td></tr>
<tr><td>semillas</td><td>500 mg</td></tr>
</table>

Anuncian que la ración es 1000 mg distribuidas en dos cápsulas. Cada cápsulas contiene 500 mg de extracto de semillas al 20 %, o sea, 100 mg de levodopa natural. Eso es bastante para tratarse de un extracto de baja concentración,.

KETER Wellness - *keterwellness.com*

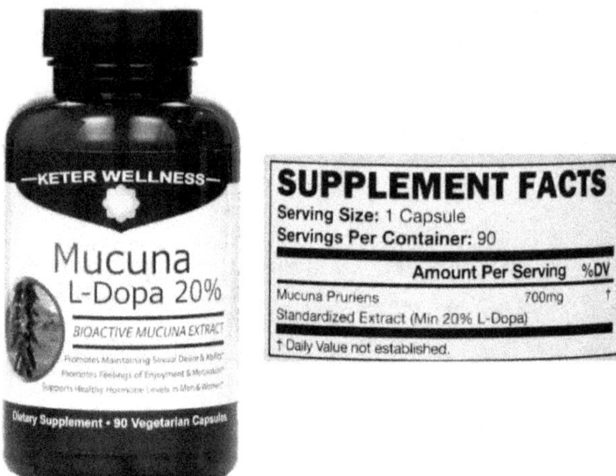

Cápsula EXTRACTO	20 %	1 cáps = **140 mg** LD
semillas	*700 mg*	

La cápsula debe ser grande porque lleva 700 mg, y el contenido más elevado en levodopa (140 mg) de los extractos de poca concentración (20 %).

Para los que quieren gran potencia de levodopa sin extractos demasiado fuertes es una opción, pero no todos pueden tragar cápsulas de ese tamaño.

VITAKRUID – *vitakruid.nl*

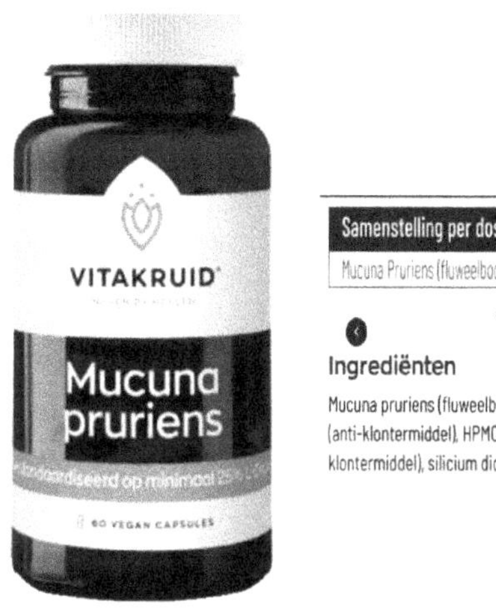

Samenstelling per dosering (1 vegan capsule):		RI*
Mucuna Pruriens (fluweelboon) extract (min. 25% L-Dopa)	400 mg	**

* Referentie inname ** Geen RI vastgesteld

Ingrediënten

Mucuna pruriens (fluweelboon) extract, microcrystalline cellulose (anti-klontermiddel), HPMC (capsule), magnesium stearaat (anti-klontermiddel), silicium dioxide (anti-klontermiddel).

Cápsula EXTRACTO	25 %	1 cáps = **100 mg** LD
semillas	*400 mg*	

Es una marca holandesa bastante consumida en el país. El 25 % es una concentración en el rango alto de los moderados lo que permite 100 mg de levodopa en 400 mg de producto.

Esto hace que la cápsula sea relativamente pequeña para esa cantidad de sustancia activa.

MACUDOPA - *macudopausa.com*

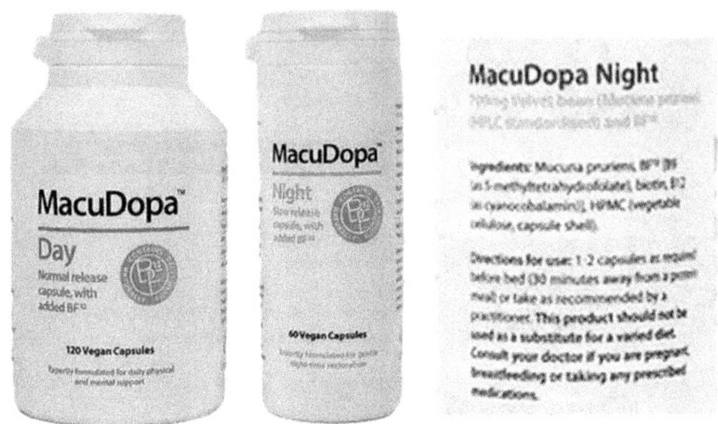

Cápsula EXTRACTO	15 %	1 cáps = **100 mg** LD
día y noche	*700 mg*	

Interesante opción, aunque solo se vende en USA y UK.

700 mg extracta (no aclara si de semillas o toda la planta) que estandarizan para 100 mg de levodopa (se deduce al 15 %). Diferencian la cápsula de la noche que anuncian como de liberación retrasada, lo que sería importante, incluso de día en casos con discinesias (sería como un Sinemet Retard, pero levodopa natural). Con mínimas cantidades de vitaminas B7, B9 y B12, que no son relevantes.

HERBSFOREVER - *herbsforever.com*

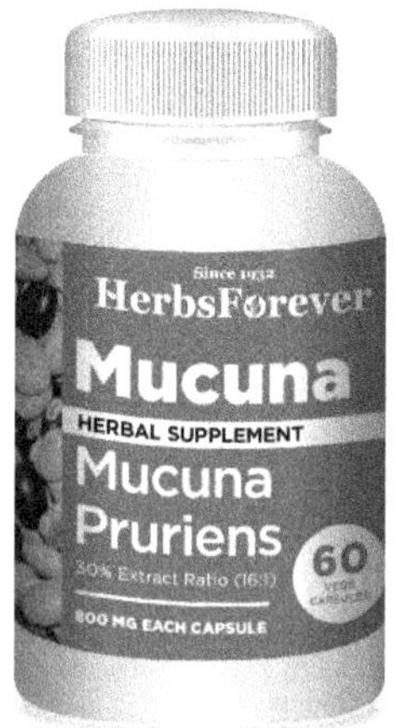

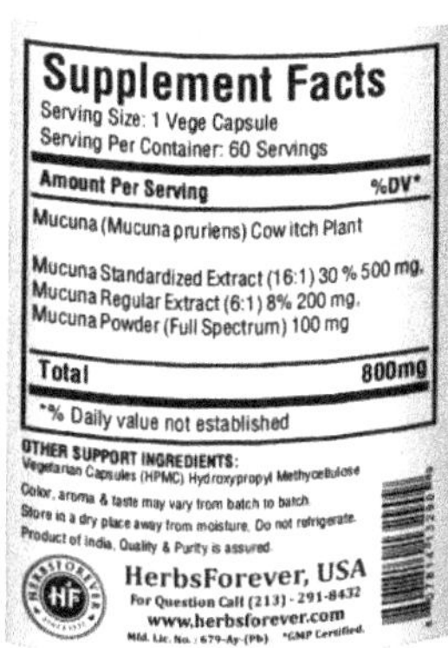

Cápsula EXTRACTO	30, 8 y 5 %	1 cáps = **171 mg** LD
semillas	*800 mg*	

Es una interesante combinación de extractos de semillas de diferente potencia: 500 mg al 30 % (150 mg LD), 200 mg al 8 % y 100 mg al 5 %. Esto da un promedio de extracción del 21.375 % con 171 mg de levodopa.

Al menos en teoría, permite potencia de levodopa junto a mantener otros constituyentes. Su respuesta es detallada y están abiertos a personalizar sus productos. En una publicación (Soumyanath A et al 2018), otro producto suyo tenía menos levodopa de la publicitada, pero ya se retiró del mercado

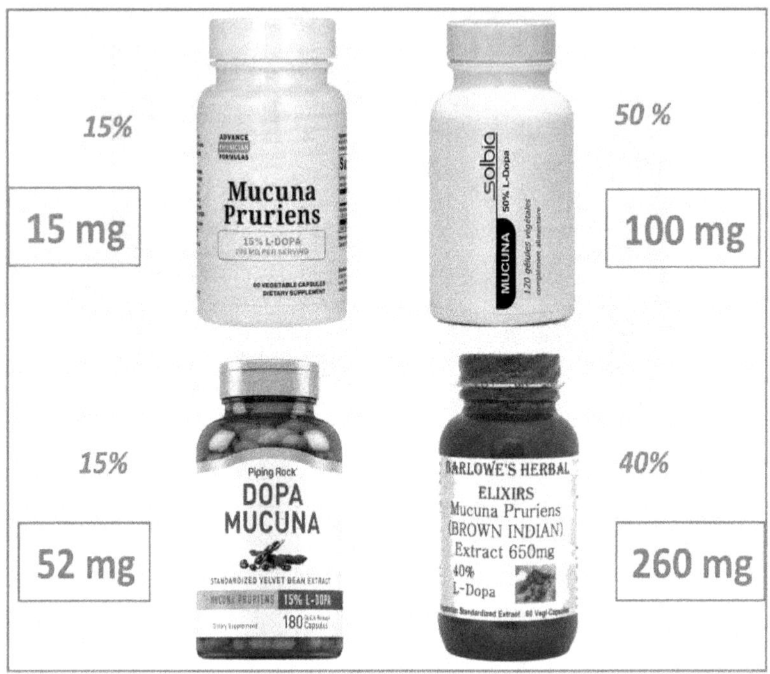

FIGURA 6. CONTENIDO Y PORCENTAJES

En los extractos, hay que diferenciar la potencia de concentración de la levodopa, porque influye la cantidad de mucuna.Vemos dos al 15 & con grandes diferencias por cápsula: 15 y 52 mg. Y un extracto al 50 % de 100 mg, menos de la mitad del de 40 % (260 mg).

El contenido, el modo de extracción y el porcentaje de levodopa influyen en el tamaña de la cápsula.

6. Extractos de concentración media (40-60%)

Los extractos de concentración media (40-60 % de levodopa) son los más vendidos. Resulta atractivo que alrededor de la mitad del contenido es levodopa y eso sugiere, en principio, que será más eficaz y en una cápsula más pequeña.

Ciertamente, cuando el paciente necesita subir la levodopa diaria, tener cápsulas pequeñas y con bastante levodopa es importante. Evita el engorro de tomar mucho polvo de mucuna que puede resultar desagradable en sabor y provocar flatulencias u otras molestias abdominales,

En un momento dado serán necesarios, pero no recomiendo usarlos desde el principio, cuando puede bastar con un poco de polvo simple de semillas, si es necesario encapsulado para evitar el mal sabor o, más adelente, cápsulas con extracto de baja concentración (15-20 %).

Hay dos razones principales. En principio, todo extracto se hace por medios artificiales y, más complejos cuanto más concentrado. En segundo lugar, porque mientras más levodopa tenga, se han desperdiciado más sustancias de la planta que son las que dan su especial eficacia terapéutica.

Es de sentido común: si las semillas de mucuna tiene 4 % de levodopa, el resto son muchas sustancias que se perderán si ésta ocupa la mitad.

Por eso, sugiero que estos extractos se reservan para etapas evoluitivas posteriores, cuando sea necesaria bastante más levodopa.

Por otro lado, con las pautas que daré más adelante, si se opta por combinar carbidopa o benserazida, se puede retrasar aún mas las elevadas dosis de mucuna.

BIOVEA - *biovea.com*

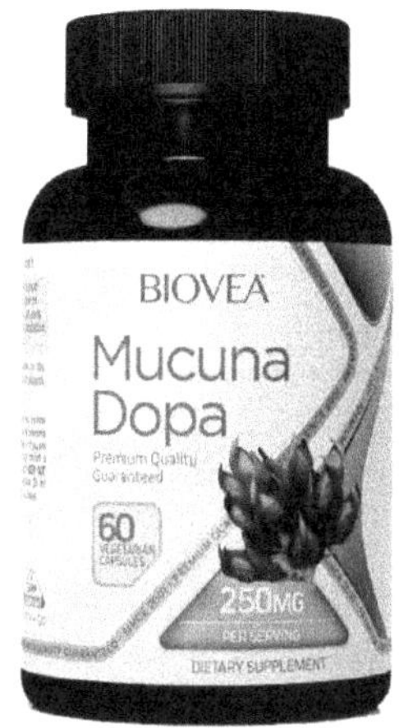

Supplement Facts

Serving Size: 1 Vegetarian Capsule
Servings Per Container: 60

Amount Per Serving		% DV
Mucuna Extract (seed) (std. to 40%, yielding 100 mg L-DOPA)	250 mg	*

*Daily Value (DV) not established.

OTHER INGREDIENTS: RICE FLOUR, HYDROXYPROPYL METHYLCELLULOSE, VEGETABLE MAGNESIUM STEARATE.

Cápsula EXTRACTO	40 %	1 cáps = **100 mg** LD
semillas	*250 mg*	

Es un extracto de grado medio (40 %) y poco peso (250 mg) lo que, le permite, con una cápsula de poco volumen (más fácil de tragar) suministrar una cantidad aceptable de levodopa natural: 100 mg (la misma cantidad que un Sinemet 25/100 lleva de levodopa sintética).

Recordamos que, en ausencia de carbidopa, su eficacia en los síntomas equivaldría a la cuarta parte (como un cuarto de Sinemet).

NUTRICOST - *nutricost.com*

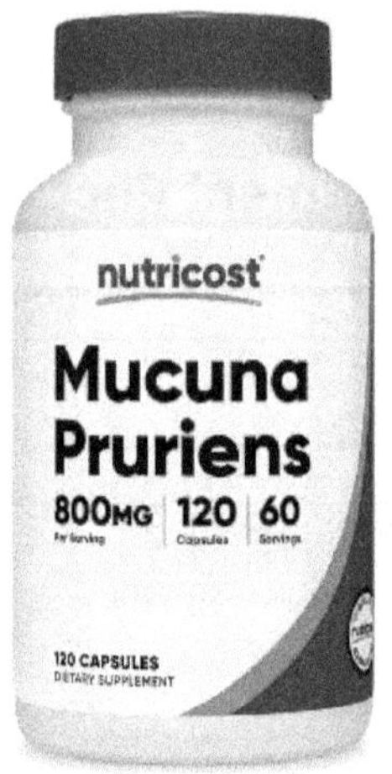

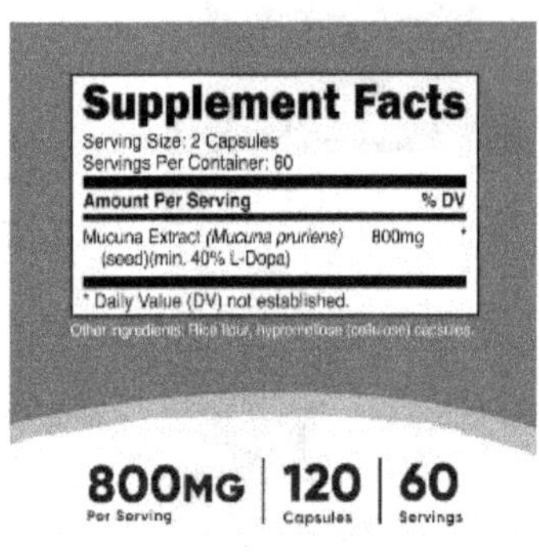

<table>
<tr><td>Cápsula EXTRACTO</td><td>40 %</td><td rowspan="2">1 cáps = 160 mg LD</td></tr>
<tr><td>semillas</td><td>400 mg</td></tr>
</table>

El extracto es de grado medio (40 %) de una cápsula relativamente grande (160 mg) que permite aportar 160 mg de levodopa natural. Eso es algo más de la levodopa de un comprimido y medio de Sinemet Plus aunque, sin carbidopa su eficacia para los síntomas equivaldría a 40 mg, menos de medio Sinemet Plus o de un cuarto de Madopar 50/200..Es un producto de calidad, seleccionado en amazon.com y con muy buenas valoraciones de los usuarios.

HEALTHEssentials- *healthessentialsdirect.co.uk.com*

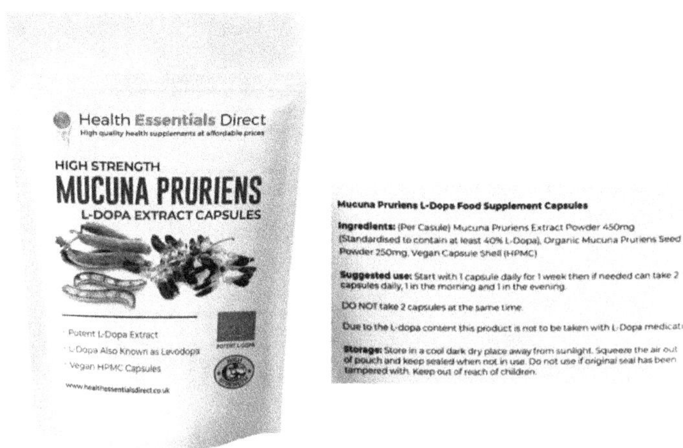

Cápsula EXTRACTO	40 % + 4 %	1 cáps = **190 mg** LD
semillas	*700 mg*	

Un producto interesante por combinar, según la etiqueta, un extracto de (toda) la planta estarndarizado para levodopa al 40 % (180 mg) y añade 250 mg de semillas (sin extracto) que, estimando al promedio de 4 %, serían otros 10 mg de levodopa. O sea, 190 mg de levodopa de la que la mayor parte es de la planta completa.

Es de los escasos productos que hace el extracto de toda la planta lo que permite conservar bastantes componentes desconocidos de la mucuna.

BARLOWE - *barloweherbalelixirs.com*

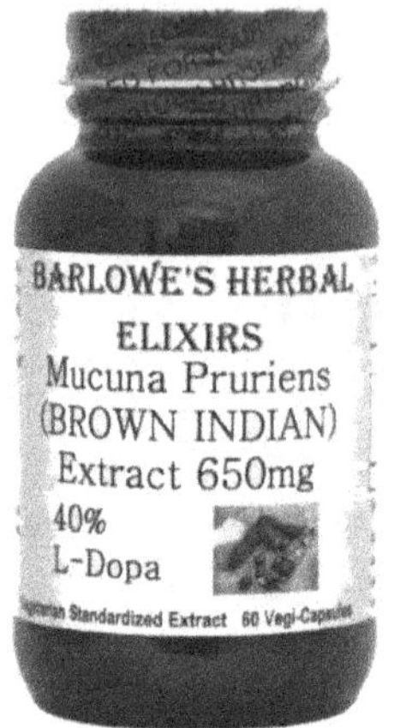

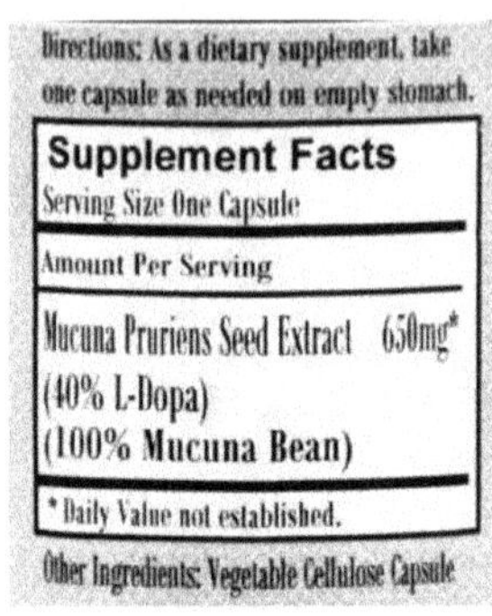

Cápsula EXTRACTO	40 %	1 cáps = **260 mg** LD
semillas	*260 mg*	

Es un producto muy potente. La cápsula es grande y algo difícil de tragar (650 mg de extracto), y con una concentración del 40 %, lleva 260 mg de levodopa: más que un Sinemet 25/250 (azul) o que un comprimido y cuarto de Madopar.

Si se combina con carbidopa (por separado o mezclando parte de Sinemet) puede ser una dosis excesiva en un paciente de evolución media. Sin embargo, es útil posteriormente, si se necesita mucha levodopa pero no se quiere usar los ultraconcentrados.

SOLBIA - *es.solbia.com*

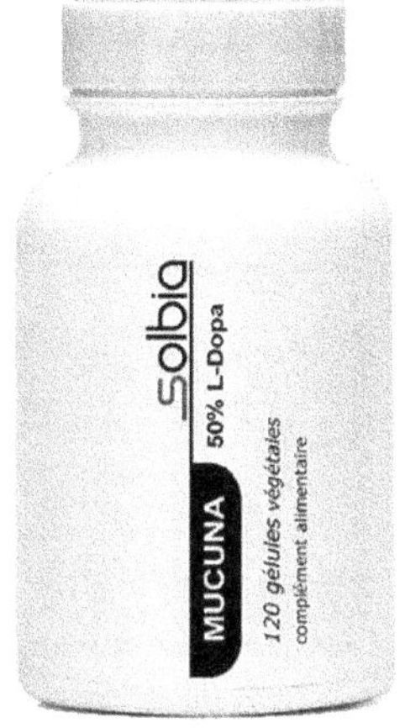

Ingredientes:

Por cada cápsula: 200 mg de extracto seco de semillas de haba de terciopelo (Mucuna pruriens), titulado al 50% de L-Dopa (100 mg de L-Dopa pura).

Maltodextrina, antiaglomerante (E572): estearato de magnesio, cápsula vegetal : hidroxipropilmetilcelulosa.

<table>
<tr><td>Cápsula EXTRACTO</td><td>50 %</td><td rowspan="2">1 cáps = 100 mg LD</td></tr>
<tr><td>semillas</td><td>200 mg</td></tr>
</table>

Siendo un extracto más concentrado que los anteriores (50 %) lleva menos levodopa porque cada cápsula sólo contiene 200 mg. Es la misma levodpa de un comrimido de Sinemet Plus (o de medio Madopar 50/200), y su eficacia clínia teórica es de 25 mg (la cuarta parte de un Sinemet Plus)... salvo que se combine con éste: que sería casi equivalente. Hay que tener cuidado con las dosis.

HERBAL POWERS MP – *herbal-powers.com*

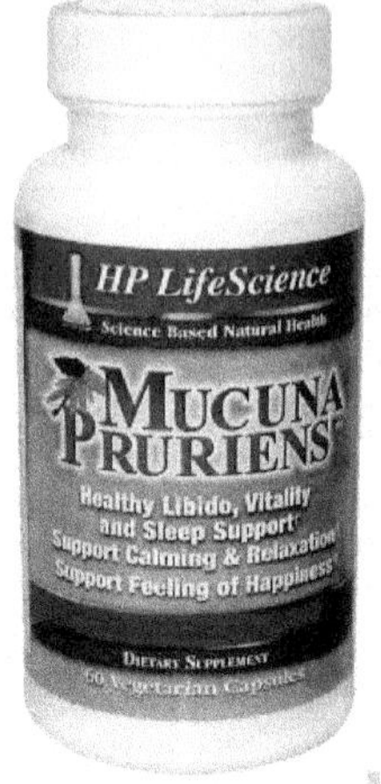

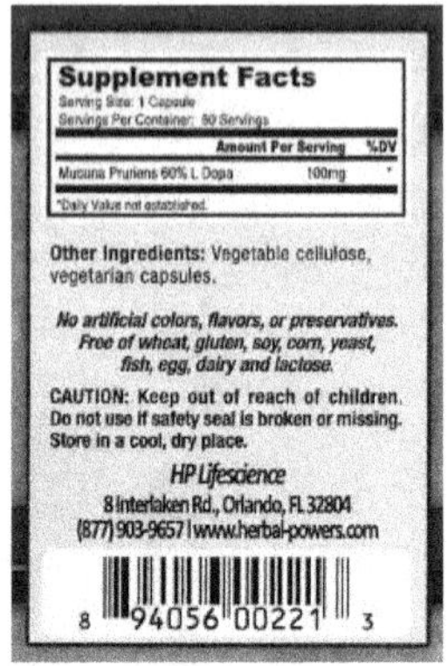

<table>
<tr><td>Cápsula EXTRACTO</td><td>60 %</td><td rowspan="2">1 cáps = 60 mg LD</td></tr>
<tr><td>semillas</td><td>100 mg</td></tr>
</table>

Son sólo 100 mg de polvo de semillas con un extracto (60 %), en el rango superior de los de grado medio. Eso permitiría 60 mg en cada cápsula pequeñas y fácil de deglutir.

Sin embargo, un análisis externo (Soumyanath 2018) encontró cantidades de levodopa muy inferiores a las que anuncian.

SOURCE NATURALS MDopa- *sourcenaturals.com*

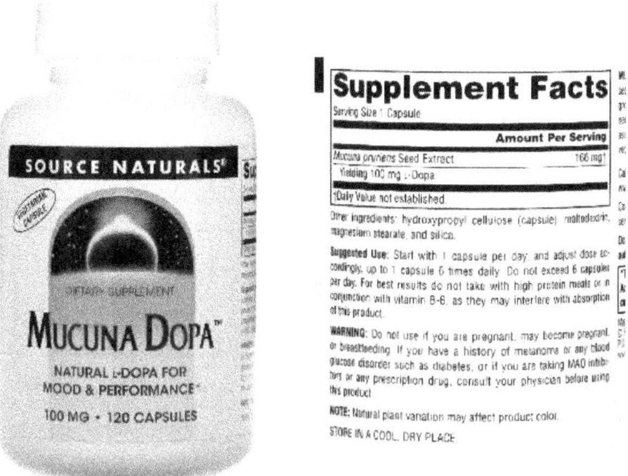

Cápsula EXTRACTO	60 %	1 cáps = **100 mg** LD
semillas	*166 mg*	

.La misma opción del anterior:: un extracto importante (60 %) de poca cantidad de semillas (166 mg) lleva a cápsulas de tamaño relativamente pequeño con una aceptable cantidad de levodopa:100 mg.

Según un análisis externo (Soumyanat 2018), es incluso mayor (120 mg de levodopa por cápsula)..

NUSAPURE - *nusapure.com*

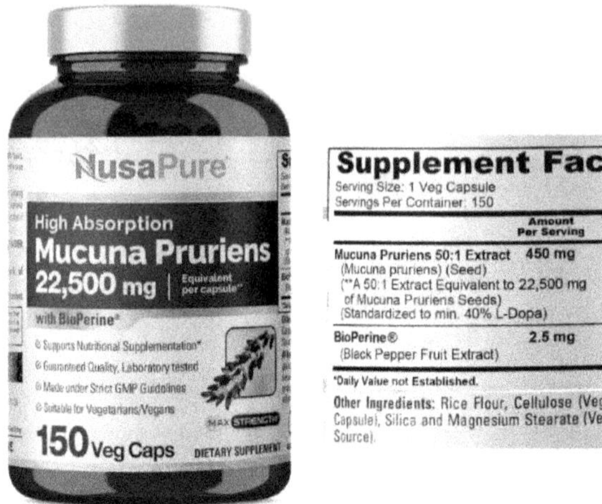

<table>
<tr><td>Cápsula EXTRACTO</td><td>40 %</td><td rowspan="2">1 cáps = 180 mg LD</td></tr>
<tr><td>semillas + piperina</td><td>450 mg</td></tr>
</table>

Muy interesante la adición de PIMIENTA NEGRA que contiene Piperina, lo que parece aumentar la absorción de levodopa (Hu 2024), y resultará útil en pacientres con problemas de tránsito intestinal.

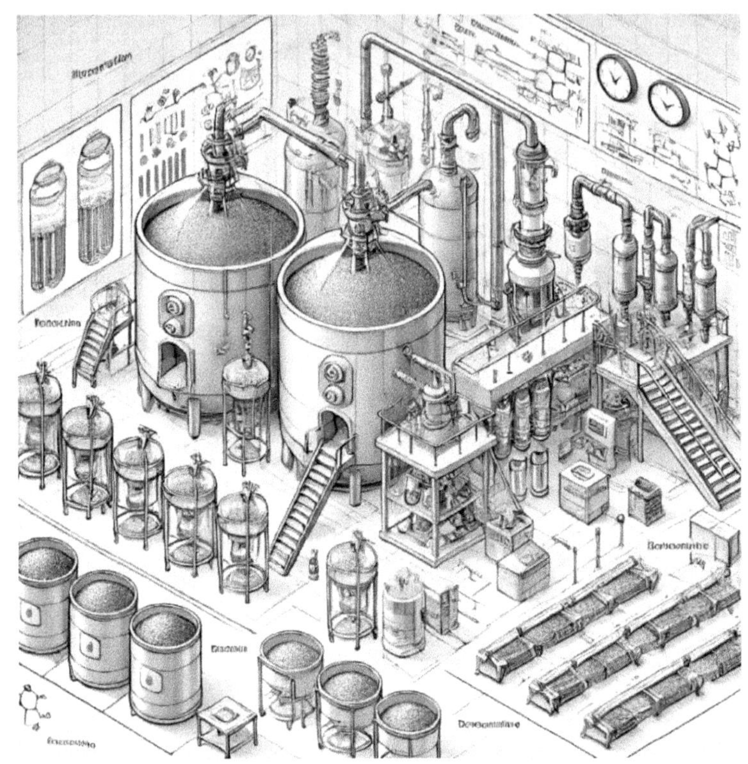

FIGURA 7. Los extractos ultraconcentrados (más del 90 % de levodopa) requieren procesos más complejos y tecnológicamente avanzados.

Son necesarios en casos avanzados, con estricto control médico, pero en fases previas los pacientes pueden confundirse si lo usan en polvo, con riesgo de sobredosificación.

7. Extractos ultraconcentrados (> 90 %)

Los extractos de muy elevada concentración (90 % o más de levodopa) son útiles en casos avanzados pero difíciles de manejar en etapas precoces o medias de la enfermedad.

RIESGO DE SOBREDOSIFICACIÓN

Especialmente en polvo tienen un riesgo elevado de sobredosificación.

Por ejemplo, compras un paquete de mucuna en polvo que se publicita al 99 % de levodopa: si lleva lo que dice, una cucharadita de té o café (3 gramos) contendría 3 gramos de levodopa, 3.000 miligramos, lo mismo que 30 comprimidos de Sinemet 25/100 ó 15 comprimidos de Madopar 50/200.

Y, si el polvo lleva el 99 % de levodopa, y quieres tomar el equivalente a un comprimido de Sinemet Plus, ¿cómo dosificas los 100 mg que necesitas de una cucharilla que lleva 3.000?

Una balanza de precisión sería necesaria además de una gran experiencia.

Imagina el riesgo para una persona acostumbrada al polvo puro de semillas (4 % de levodopa) y para recibir 100 mg de levodopa se tomaba media cucharadita (en Zandopa o similares). Si ahora tomara media cucharadita del ultraconcentrado estaría tomado 1500 mg (como 15 comprimidos de Sinemet Plus).

Por eso, salvo casos especiales en pacientes expertos y con buen control médico, no recomiendo extractos ultraconcentrados en polvo.

En cápsulas sí pueden usarse cuando se quiere subir mucho la levodopa. En el parkinson avanzado es una alternativa usar cápsulas con polvo al 99 %, como las de Clean Mucuna.

ÚTILES EN CASOS AVANZADOS

Puede ser útil en fase previas en los pacientes que se empeñan en no tomar ni carbidopa ni ningún fármaco convencional. Es una forma de obtener mejoría de los síntomas, sabiendo que para obtener la eficacia de un Sinemet Plus hay que multiplicar por cuatro la dosis de levodopa natural (que no lleva carbidopa ni benserazida).

Pero atención si se combina con comprimidos de Sinemet o Madopar porque su carbidopa o benserazida también actuaría sobre la levodopa de mucuna y puede tener efectos indeseables.

MÉTODOS DE EXTRACCIÓN QUÍMICOS

Otra cuestión a tener en cuenta es que el proceso de extracción, químico, ha sido complejo, y queda poco de natural en lo que se vende.

¿QUÉ QUEDA DE LA PLANTA?

Otro inconveniente importante de estos extratos ultraconcentrados: si compras un polvo o una cápsula en el que el 99 % es levodopa, ¿qué es el 1 % restante? Se han perdido los otros componentes de la planta, los que la hacen especialmente adecuada para tratar la enfermedad de Parkinson.

EUFORIA POR SOBREDOSIS

Observo euforia en algunos comentarios de pacientes que toman estos extractos ultraconcentrados. Algunos hablan maravillas del producto, que les ha dado una nueva vida, que funciona mucho mejor que otros. Y tienen razón: les funciona muy bien porque están sobremedicados.

MICROINGREDIENTS - *microingredients.com*

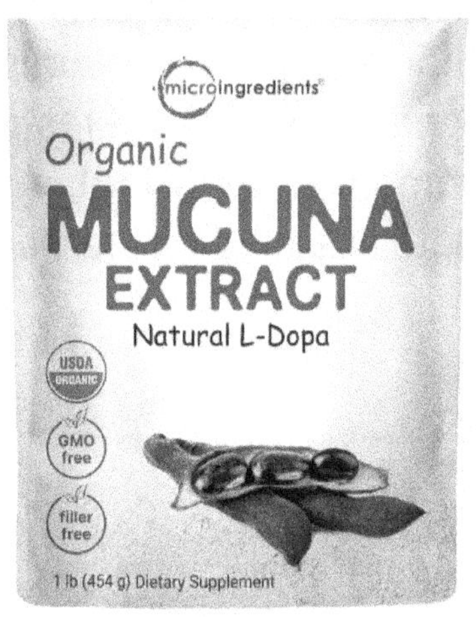

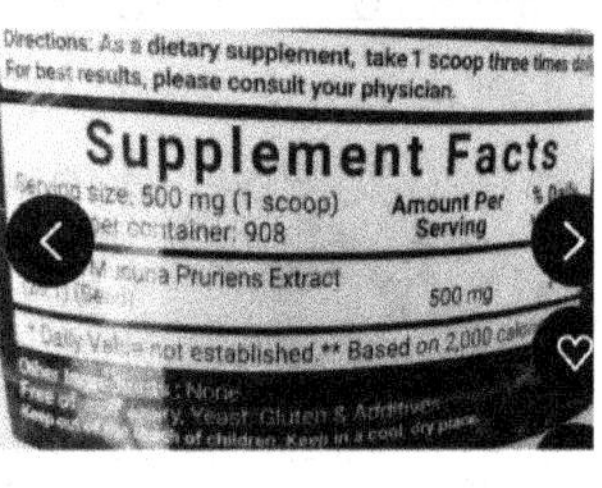

Polvo EXTRACTO 20:1	% ?	1 tsp = **120 mg** LD?
semillas	*cub 250 mg?*	

Información incompleta. En la web del fabricante y en la de Amazon sólo consta que la ración recomendada es de 500 mg del producto en 2 cubiltetes de cuya capacidad no se habla . No es polvo puro, es extracto, pero no aparece la proporción, Es de 20:1 según foto que aporta un cliente.

Se deduce que cada parte contiene 20 veces el peso de la planta, es decir, una cucharadita de té (3 gramos) equivale a 6000 mg de semillas, y al 4 % habitual serían 120 miligramos de levodopa.

No he visto correo contacto para pedirles información.

BRITISH SUPPLEMENTS - *britishsupplements.net*

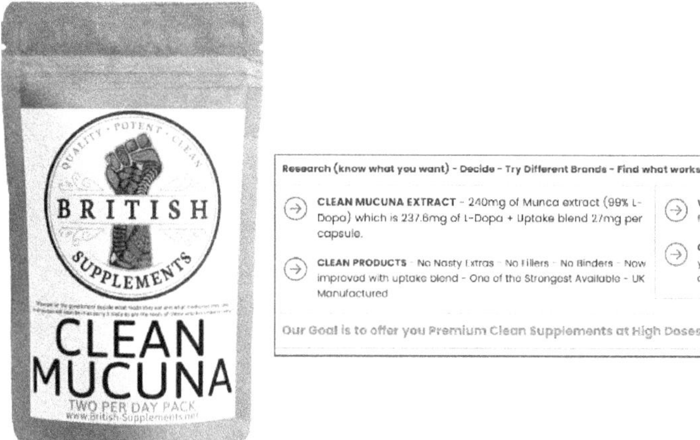

Cápsula EXTRACTO	99 %	1 cáps = **237 mg** LD
semillas	*240 mg*	

Es la segunda cápsula más potente. El extracto de este laboratorio, que publicita un 99 % de levodopa, se presenta en cápsulas en dos medidas (240 mg y 357 mg), y en paquetes de polvo (difícil de dosificar).

En esta página aparece la cápsula con 240 mg de extracto en el que casi todo es levodopa (237.6 mg); casi tanto como un Sinemet 25/250 (azul), o dos comprimidos y medio de Sinemet Plus 25/100. Es útil para los que requieren altas dosis de levodopa.

BRITISH SUPPLEMENTS - *britishsupplements.net*

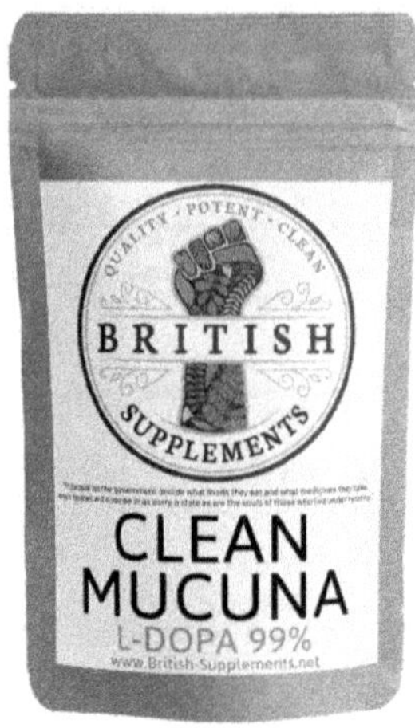

Research (know what you want) - Decide - Try Different Brands - Find what works for you

CLEAN MUCUNA EXTRACT - 357.3mg extract At 99% which is 353.7mg L-Dopa +Uptake blend 39.7mg (1:1:1: Black Pepper extract (10% piperine), Ginger extract (5% Ginerol), Cumin extract (10:1) in each Capsule.

CLEAN PRODUCTS - No Nasty Extras - No Fillers - No Binders - Now improved with uptake blend - One of the Strongest Available - UK Manufactured

Our Goal is to offer you Premium Clean Supplements at High Doses so th

<table>
<tr><td>Cápsula EXTRACTO</td><td>99 %</td><td rowspan="2">1 cáps = 353 mg LD</td></tr>
<tr><td>semillas</td><td>357 mg</td></tr>
</table>

Es la cápsula más potente disponible. Lleva 357 mg de extracto ultraconcentrado al 99 %, nada menos que 353 mg de levodopa: como 3 comprimidos y medio de Sinemet Plus, o la suma de un Sinemet Plus y un Sinemet 25/250. Añade 39.7 mg de extractos de Pimienta negra, Jengibre y Comino, a lo que atribuye mayor absorción intestinal de la levodopa.

Los pacientes comentan que es estupenda, que se sienten muy bien, pero deben tener en cuanta la elevadísima dosis por cápsula. Además, si casi todo es levodopa,se an perdido la mayoría de los otros componentes de mucuna que son imprescindibles para su especial eficacia..

BRITISH SUPPLEMENTS - *britishsupplements.net*

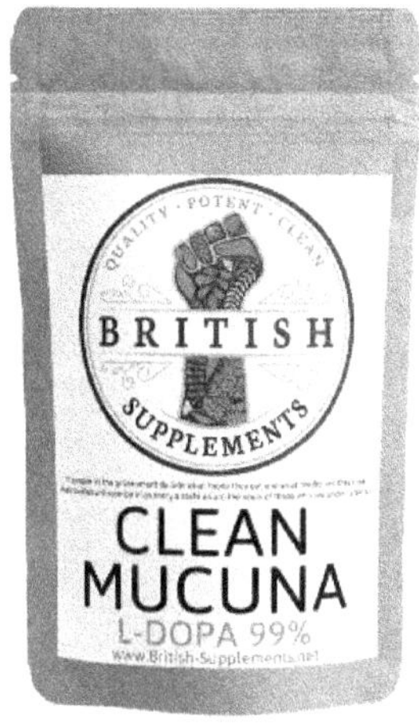

Polvo EXTRACTO	99 %	1 tsp = **2970 mg?**
semillas	*cub 1/8*	

El polvo con extracto al 99 % de levodopa es muy difícil de dosificar, aportan un cubilete pequeño, de 1/8 de cucharita de té (375 gramos aproximadamente). Si lleva esa cantidad de levodopa, se necesitarían balanzas de precisión: ¿cómo calcular 50 mg de levodopa?

Si este polvo es realmente un Extracto semillas al 99 %, casi todo es levodopa. O sea, 1 cucharadita de té (3 gramos) serían 2970 mg de levodopa (como 30 comprimidos de Sinemet 25/100): peligroso, sobre todo para los que vienen tomando polvo puro (al 4%) de los que una cucharadita de té sólo contiene 120 mg.

CUREASE - *curease.com*

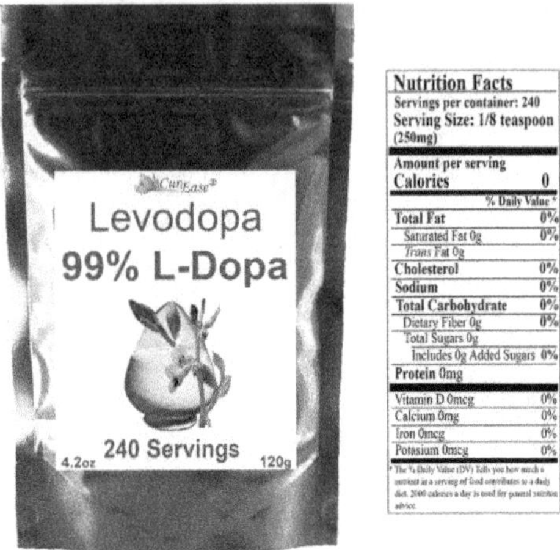

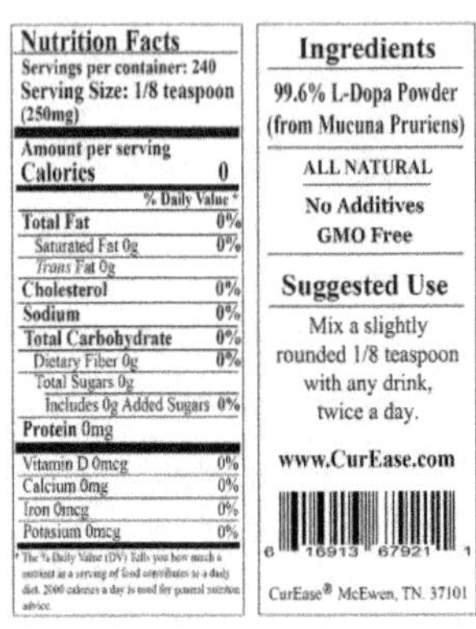

<table>
<tr><td>Polvo EXTRACTO</td><td>99 %</td><td rowspan="2">1 tsp = 2000 mg?</td></tr>
<tr><td>semillas</td><td>Cub 1/8 250 mg</td></tr>
</table>

Polvo con extracto semillas al 99 %. Aportan un cubilete que estiman como 1/8 de cucharilla (1/8 tsp) con 250 mg de levodopa.

Recomiendan raciones de dos cubiletes (500 mg) dos veces al día: 1000 mg. Según sus cálculos, 1 cucharita tendría 8 veces más. Qie el cubilete, o sea, 2000 mg de levodopa (como 20 comprimidos de Sinemet sin carbidopa).

NUTRIVITA powder - *nutrivitashop.com*

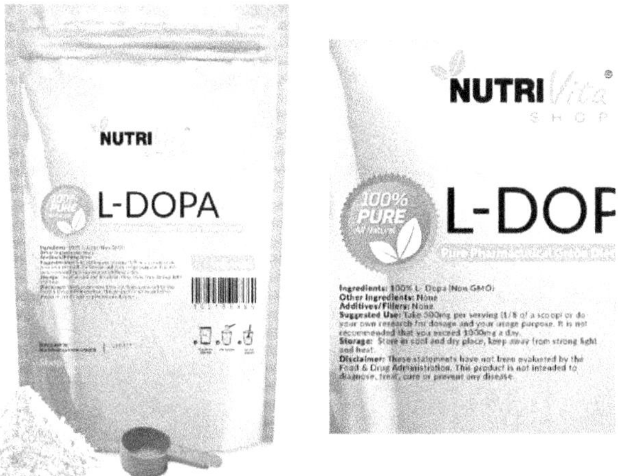

Polvo EXTRACTO	100 %	1 tsp = **3000 mg**?
semillas	*3 g*	

Polvo con Extracto semillas al 100 %. En la etiqueta sugieren 500 mg por ración que equiparan a 1/8 de cucharita de té o que "haga su propia búsqueda para dosificación". Si la octava parte de un cubilete son 500 mg de levodopa, para un cubilete habría que multiplicar por 8 = 4000 mg de levodopa. Cuidado con dosis tan elevadas o tan confusas.

Y si todo lo que ese polvo contiene es levodopa (¿queda algo de otros componentes?); una cucharita de té (3 gramos) serían 3000 mg de levodopa. ¿Cómo dosificas para 50 ó 100 mg?

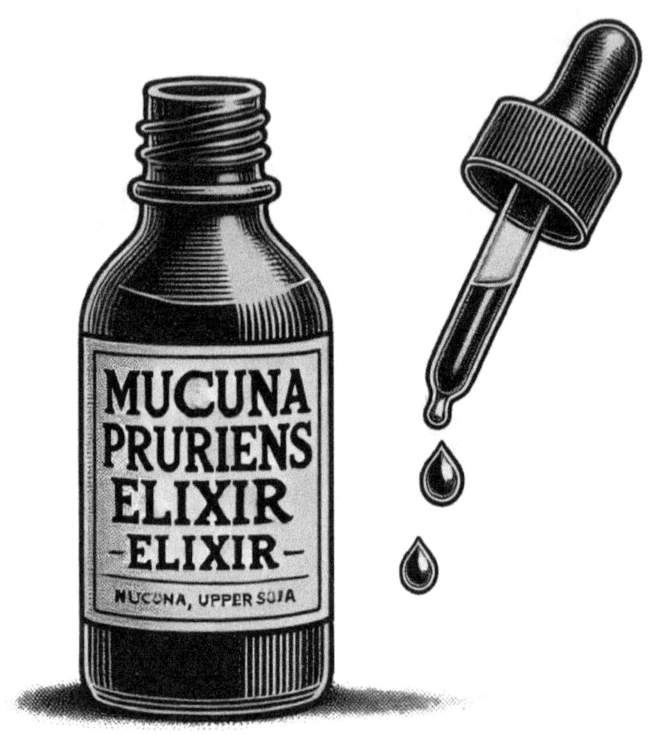

FIGURA 6: Una presentación poco conocida de la mucuna es el elixir, un líquido obtenido de las semillas o de la planta completa. La concentración de levodopa suele ser baja pero ofrece un mayor espectro de sus otros compuestos bioactivos.

Se secan las semillas, se muelen, maceran y filtran. Puede completarse el requerimiento de levodopa con concentracines mayores en cápsulas o polvos.

8. Extractos líquidos (elixires)

Un elixir es un líquido de sabor dulce utilizado con fines medicinales para curar enfermedades. Cuando se usa como preparación farmacéutica, contiene al menos un ingrediente activo.

La fabricación de elixires a partir de productos naturales implica varios pasos que se centran en la extracción de los principios activos de las plantas, hierbas o sustancias naturales. Estos elixires pueden tener fines terapéuticos, energéticos o cosméticos, y aunque hay varios métodos, la mayoría sigue un proceso básico que incluye la selección, extracción y conservación de los ingredientes. A continuación, explico el proceso típico, aplicado a la mucuna.

ELIXIR DE SEMILLAS O DE LA PLANTA COMPLETA

El elixir puede derivarse de las semillas, que contienen la mayor cantidad de levodopa (L-dopa), o de la planta entera, incluyendo tallos, hojas y hasta raíces, con el para aprovechar otros componentes terapéuticos. El contenido de levodopa varía mucho según la parte utilizada de la planta:

- Las semillas contienen entre 3% y 7% de levodopa y su concentración varía según la variedad de la planta, las condiciones de cultivo y el estado de madurez en la cosecha. - El pulverizado de la planta completa contiene poca levodopa, entre 0.5% y 1.5% lo que le hace menos efectivo. Sin embargo, puede ofrecer un espectro más amplio de compuestos bioactivos, aunque con un contenido de levodopa mucho menor

PROCESO PARA EL ELIXID DE MUCUNA

1. Selección de la planta

El primer paso para elaborar un elixir de Mucuna pruriens es escoger plantas de alta calidad, libres de contaminantes y correctamente identificadas. Es crucial que las plantas estén maduras y secas, ya que la inmadurez o humedad afectan la estabilidad y concentración de sus principios activos. Aunque en algunos casos se emplean otras partes de la planta, aquí nos centraremos en las semillas.

2. Limpieza y secado

Las semillas deben limpiarse cuidadosamente para eliminar suciedad o residuos, ya sea manualmente o mediante equipos especializados. Luego, se secan completamente al aire en un ambiente limpio o en un deshidratador a baja temperatura (máximo 40°C) para preservar sus compuestos activos.

3. Molienda

Una vez secas, las semillas se muelen hasta obtener un polvo fino, facilitando la liberación de principios activos durante la maceración. Este proceso debe realizarse en un entorno controlado para evitar la pérdida de compuestos volátiles.

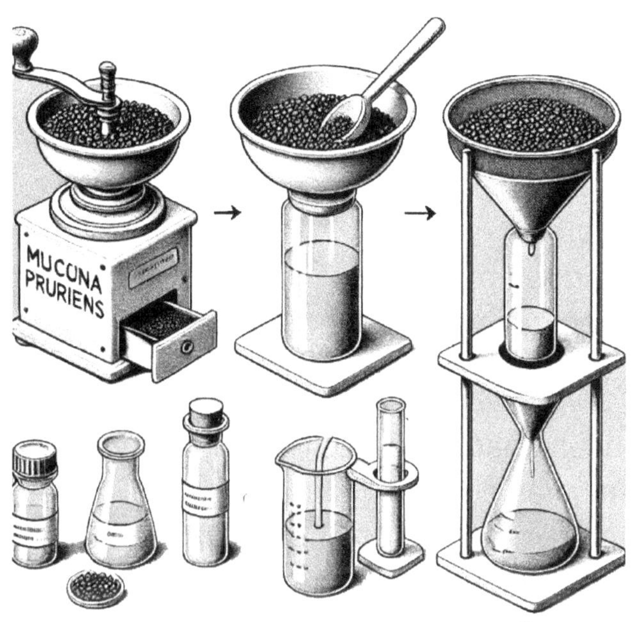

4. Maceración: extracción de principios activos

El polvo de Mucuna se macera en alcohol etílico de alta pureza (etanol), que es eficaz en la extracción y posee propiedades antimicrobianas. La concentración de etanol varía entre el 70% y el 96%, según la formulación. La proporción estándar es de 1:5 (una parte de polvo por cinco de solvente). La mezcla se almacena en frascos de vidrio oscuro, agitando diariamente durante 4 a 6 semanas para extraer uniformemente los principios activos, como la levodopa.

5. Filtrado y refinamiento

Tras la maceración, la mezcla se filtra con una tela fina o un filtro de café para eliminar residuos vegetales. Se puede realizar un segundo filtrado para asegurar una mayor pureza del elixir.

6. Concentración opcional

Si se busca un producto más concentrado, el extracto filtrado puede calentarse suavemente en baño maría para evaporar parte del alcohol, siempre controlando la temperatura para no dañar la levodopa.

7. Ajuste de la fórmula

Se pueden añadir ingredientes como glicerina o miel para mejorar el sabor y la estabilidad del elixir. La glicerina también actúa como conservante natural y reduce el contenido alcohólico.

8. Embotellado y etiquetado

El elixir se embotella en frascos de vidrio oscuro con cuentagotas, previamente esterilizados, para protegerlo de la luz. Es importante etiquetar el producto indicando ingredientes, concentración, fecha de fabricación, caducidad y advertencias de uso.

9. Almacenamiento

El elixir debe conservarse en un lugar fresco y oscuro para mantener su potencia, con vida útil de 1 a 3 años, que depende de las condiciones de almacenamiento.

10. Dosis; Las dosis estándar suelen ser de 10 a 20

gotas sublinguales, 1 o 2 veces al día. Sin embargo, el médico puede ajustar la dosis según las necesidades del paciente, combinando el elixir con extractos más potentes de Mucuna o con fármacos convencionales, si contiene poca levodopa.

ELIXIR Y TINTURA: DIFERENCIAS

Las tinturas son extractos herbales potentes, sin endulzar, con alto contenido de alcohol, utilizados en pequeñas dosis.

Los elixires son soluciones herbales más suaves, endulzadas, con menor contenido de alcohol, diseñadas para facilitar su consumo.

Tanto las tinturas como los elixires son medios efectivos para proporcionar los beneficios terapéuticos de las hierbas, pero la elección entre ellos puede depender de las preferencias de sabor, la sensibilidad al alcohol y las necesidades específicas del individuo.

ELIXIRES Y TINTURAS COMERCIALES DE MUCUNA

Son difíciles de encontrar porque se usan poco. Algunas marcas han dejado de producirlos por la baja demanda, pero pueden encontrarse algunos, como los que describiré: Elixires: Hawai Pharm, Herbal Terra, Banyan, Absonutrix. Tintura: Sun potion.

HAWAI PHARM Elixir - *hawaiipharm.com*

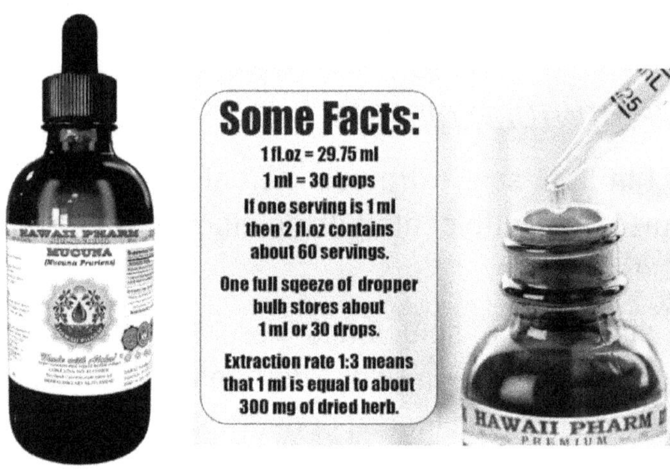

<table>
<tr><td>Elixir EXTRACTO 1:3</td><td>4 %</td><td rowspan="2">1 ml = 12 mg LD</td></tr>
<tr><td>semillas</td><td>300 mg</td></tr>
</table>

Interesante el método de extracción: no usan alcohol sino que se combina la maceración clásica con ultrasonidos. Así obtienen el equivalente a 300 mg de semillas que al 4% nos da 12 mg de levodopa por mililitro.

HERBAL TERRA Elixir- *herbalterra.com*

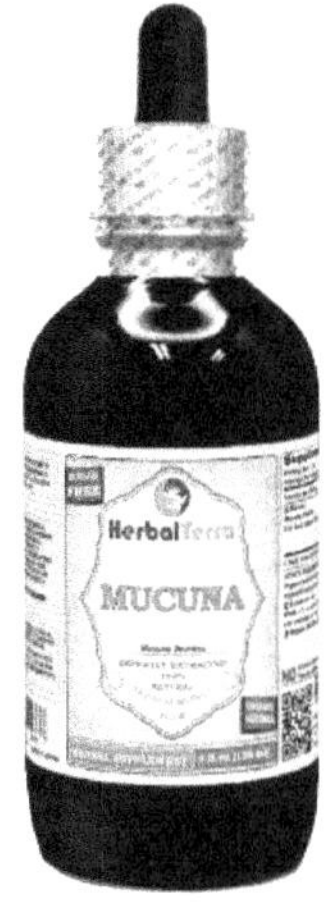

Supplement Facts
Serving Size: 1 ml
Servings Per Container: 60

Amount per Serving	**% DV**
Mucuna *Mucuna Pruriens* **Dry Seed extract 1156 mg**	†

† Daily Value (DV) Not Established.

OTHER INGREDIENTS (MENSTRUUM): Vegetable USP grade glycerin (60%), water (40%).
Extraction rate: about 1/3-4 (up to 333 mg of dry raw material per 1 ml of extract).
Organic Raw Material.

Elixir EXTRACTO 1:3-4	4 %	1 ml = **13 mg** LD
semillas	*333 mg*	

Este laboratorio vende este elixir con glicerina y otro con alcohol, con la misma potencia de extracción: 1156 mg de semillas en una proporción 1: 3-4, y en 30 gotas (1 ml) equivaldrían a 333 mg. Estimando el aproximadamente 4 % de levodopa, unos 13 mg para 30 gotas.

BANYAN Elixir – *banyanbotanicals.com*

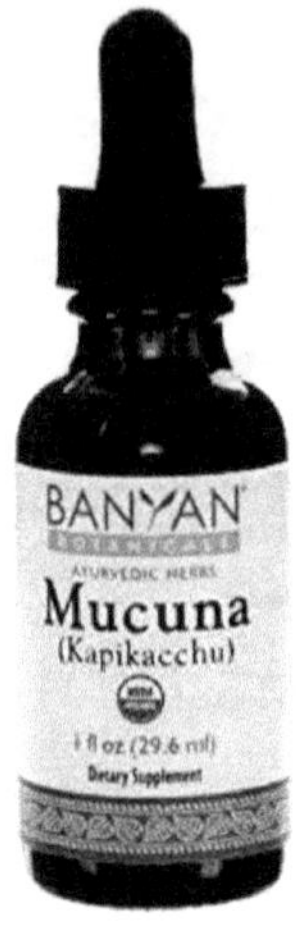

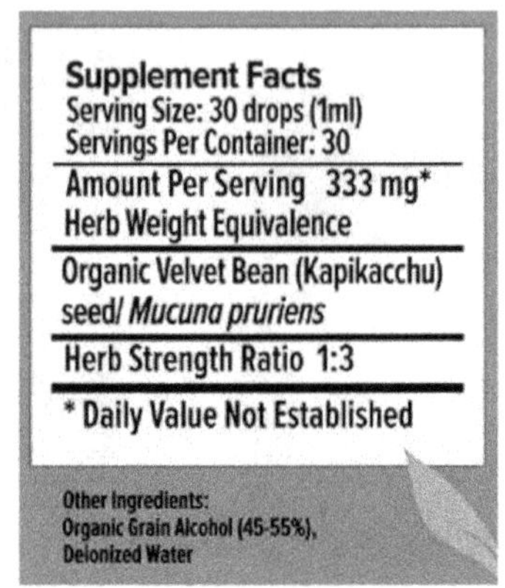

Supplement Facts
Serving Size: 30 drops (1ml)
Servings Per Container: 30

Amount Per Serving	333 mg*
Herb Weight Equivalence	
Organic Velvet Bean (Kapikacchu) seed/ *Mucuna pruriens*	
Herb Strength Ratio 1:3	

* Daily Value Not Established

Other Ingredients:
Organic Grain Alcohol (45-55%),
Deionized Water

Elixir EXTRACTO 1:3	4.5 %	1 ml = **15 mg** LD
semillas	*333 mg*	

Elixir a base de alcohol que extrae en proporción 1:3 hasta el equivalente a 333 mg de semillas.

Comunican que la calidad de su producto asegura contenido del 4.5 % de levodopa, serían 15 mg par 1 militro (30 gotas).

ABSONUTRIX Elixir- *amazon.com*

393 mg
4 Fl Oz Bottle
Made in USA,
Non-GMO,
Gluten-Free Supplement
SUPPLEMENT FACTS
Serving Size: 8 Drops (~0.39 ml)
Servings Per Container: 300
Amount Per Serving
Mucuna optimized suspension 393 mg
Mucuna Pruriens (Seed) Extract,
L-Dopa (Levodopa) 99%
ABSONUTRIX
MUCUNA PRURIENS

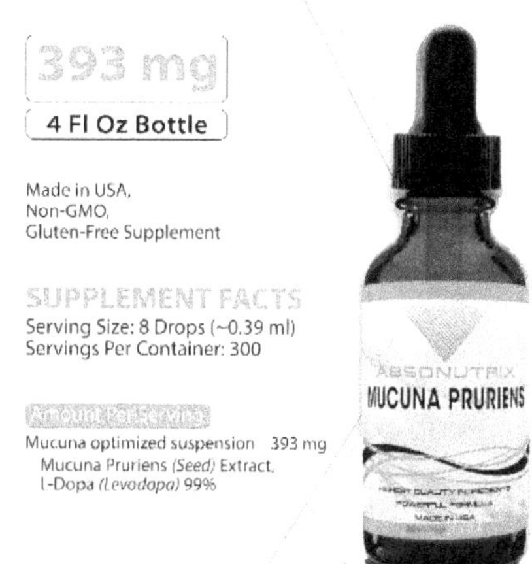

Elixir EXTRACTO 1:?	4 %	1 ml = **39 mg** LD?
semillas	*982 mg?*	

Recomiendan una ración de 8 gotas que calculan como 0.39 ml, por lo que un mililitro serían 20 gotas de su medidor. Si esa dosis que recomiendan equivale a 393 mg de semillas, al 4 % habitual, contendría 16 mg de levodopa.

Eso sí sería un elixir superconcentrado, comparado con los otros, porque un mililtro (20 gotas de su medidor) llevaría 982 mg de planta, al 4 % serían 39 mg de levodopa.

Les escribí para aclararlo y contestaron evasivamente.

SUN POTION Tinturar- ***sunpotion.com***

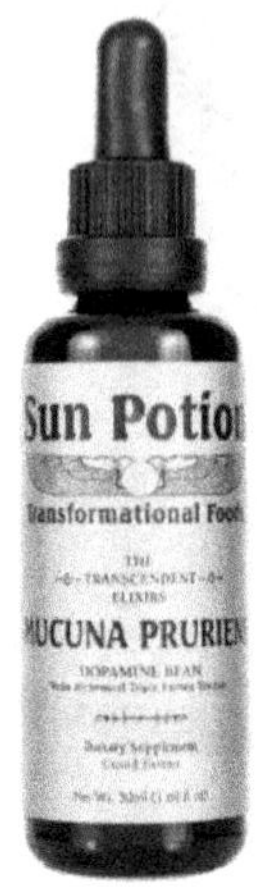

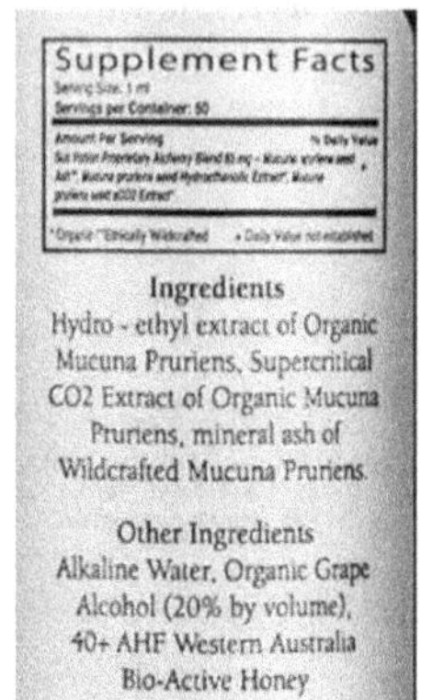

TINTURA DE VARIOS EXTRACTOS

se define muy concentrado y es caro, pero sin datos claros sobre contenido en levodopa ¿?

Es la única tintura de mucuna que he encontrado. Las tinturas son más concentradas que los elixires, con más alcohol, y sin edulcoranres ni añadidos que cambien el sabor. Suelen tomarse en dosis muy pequeñas. De ésta no he encontrado información clara a pesar de escribir al laboratorio.

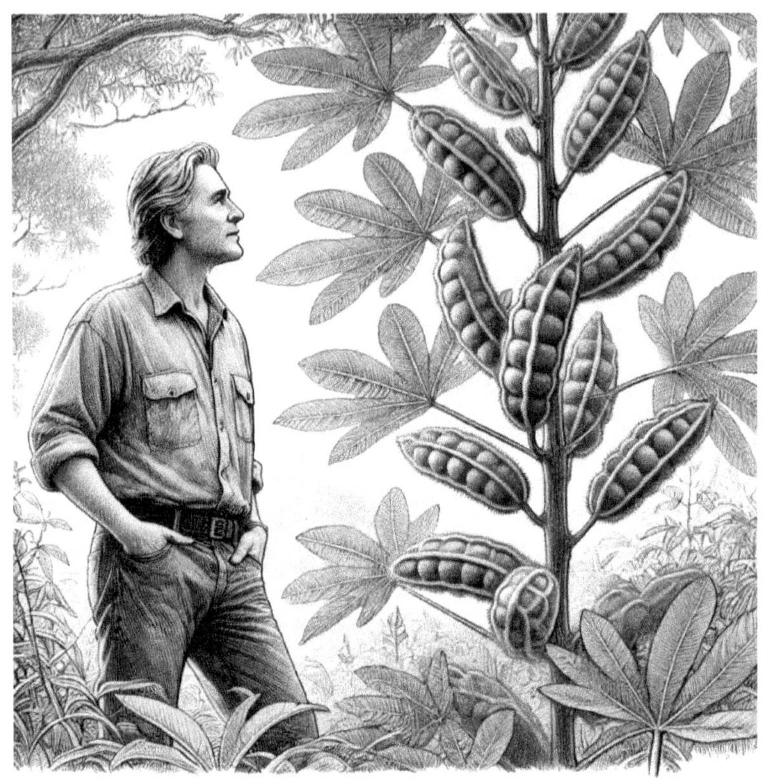

FIGURA 9. EMPEZAR CON MUCUNA.

La mucuna es un remedio natural, complementario en el tratamiento del párkinson. Lo primero es consultarlo con el médico, y también informarse bien sobre las dudas que se plantean cuando decide comenzar con mucuna.

9. Cómo empezar con mucuna

Daré aquí informaciones generales para comentar con su médico, quien supervisará la toma de mucuna y estará al corriente sobre el objetivo con que se usa.

PERFIL INDIVIDUAL DE MUCUNA

La eficacia de la Mucuna pruriens varía de una persona a otra, debido a la complejidad en su metabolización individual, que debe comprendersepara optimizar su uso y minimizar efectos secundarios.

Esta variabilidad es similar a la observada con la levodopa sintética, pero en el caso de la mucuna, la complejidad se amplifica debido a su origen natural y la presencia de múltiples componentes bioactivos.

QUÉ INFLUYE EN EL METABOLISMO DE MUCUNA

1. Genética. Los genes juegan un papel crucial en cómo cada persona metaboliza la mucuna. Las enzimas dopamina descarboxilasa y catecol-O-metiltransferasa (COMT), que convierten la levodopa en dopamina, varían en eficiencia según las variantes genéticas, lo que afecta la dosis necesaria

2. Microbiota Intestinal: Influye significativamente en la absorción de la levodopa natural de la mucuna. Diferencias en la composición bacteriana pueden

llevar a respuestas muy distintas entre pacientes, incluso con la misma dosis.

3. Dieta y Alimentación: Los alimentos ricos en proteínas, por ejemplo, pueden competir con la levodopa natural por los mismos transportadores en el intestino y la barrera hematoencefálica, reduciendo su eficacia. Este es un aspecto que se observa tanto con la mucuna como con la levodopa sintética. Pero también influye las legumbres que se toman con consecuencias también variables entre individuos.

4. Estado Psicológico y Estrés: Las emociones modifican la eficacia de la mucuna en los síntomas. El estrés y la ansiedad pueden alterar la absorción intestinal y la respuesta neurológica a la dopamina, afectando así la efectividad de la mucuna

5. Fase de evolución: A medida que la enfermedad de Parkinson avanza, el perfil de metabolización de la mucuna puede cambiar. En las etapas iniciales, una menor dosis de mucuna podría ser suficiente para controlar los síntomas, mientras que en etapas más avanzadas, el paciente podría necesitar ajustes en la dosis o en la forma de administración para mantener la eficacia.

Es lo que también vemos con la levodopa sintética donde, con el transcurrir del tiempo, hay que hacer ajustes cada vez más frecuemtes.

VARIABLE RESPUESTA SEGÚN LA MUCUNA

Es lo mismo que vemos con la levodopa sintética cuya respuesta varía según la persona y el tipo de preparado: unos mejoran más con Sinemet o con Madopar, o con las formas retardadas, o añadiente entacapone o xafinamida.

La mucuna, al fin y al cabo, es otro modo de dar levodopa, aprovecharla con un perfil de metabolización y eficacia diferente. Y también varía según el producto de mucuna que se emplee, que debe adaptarse al paciente y a su etapa de evolución.

VARIADAS PRESENTACIONES DE MUCUNA

La *Mucuna pruriens* se presenta como polvo puro de semillas, extractos de diferente potencia y en polvo, cápsulas o elixires. También en formas retardadas, combinando extractos de diferente concentración, sólo semillas, de la planta entera, y hasta en gominolas o tinturas para absorción sublingual.

Cada una de estas formas puede contener diferentes concentraciones de levodopa natural y otros compuestos activos, lo que puede afectar su absorción y metabolismo. La variabilidad individual en la respuesta a estas formulaciones puede ser significativa, haciendo que algunos pacientes respondan mejor a una forma específica de mucuna mientras que otros prefieren otra.

LOS OTROS COMPONENTES

Aunque la mucuna es una fuente natural de levodopa, no es simplemente un sustituto directo de la levodopa sintética. Contiene otros componentes que pueden influir en su absorción y metabolización, de manera similar a cómo la carbidopa, benserazida o entacapone afectan la levodopa sintética.

ESCOGER LA MUCUNA MÁS ADECUADA

El médico debe decidir el preparado de mucuna más adecuado guiándose por la respuesta individual del paciente. Esto implica la posibilidad de probar diferentes tipos de preparados y dosificaciones hasta encontrar aquel que proporcione el mayor alivio de los síntomas con el menor número de efectos secundarios. Es esencial que los pacientes escuchen las señales que su cuerpo les envía y comuniquen con su médico para ajustes periódicos.

CASOS PRÁCTICOS

Empezar con mucuna en un paciente que aún no comenzó con fármacos antiparkinsonianos es relativamente sencillo siguiendo unas indicaciones básicas. Parto de la base de que no tiene otras patologías médicas relevantes. Expondré algunos casos típicos.

PACIENTE 1: *Entre 40 y 80 años. Diagnosticado recientemente de enfermedad de Parkinson. Tiene síntomas leves. Aún no ha tomado ningún fármaco.*

La mucuna es una opción interesante, pero recomiendo empezar con ella después de la fase de "shock" o duelo que muchos pacientes experimentan al saber que tienen enfermedad de Parkinson.

Depende mucho del modo en que se le ha comunicado, de que se le haya explicado que hay muchos grados, distintas formas de evolución, y variadas opciones de tratamiento. En ocasiones, el diagnóstico suena como una sentencia por lo penal y el paciente necesita tiempo para asimilarlo. En esa fase prefiero esperar, aprovechando para insistir en el ejercicio y en otras recomendaciones sobre estilo de vida.

La mucuna se podrá empezar después, siempre controlado por un médico y habiéndose informado bien sobre el tratamiento y sus posibilidades.

POLVO PURO DE SEMILLAS (SIN EXTRACTOS)

Al principio debe usarse la mucuna más simple, la que lleva milenios utilizándose. Tiene poco contenido de levodopa, pero bastará en estas etapas iniciales. No hay necesidad de usar extractos que siempre incluyen procesamientos artificiales.

Recomiendo en primer lugar ZANDOPA, al menos el primer envase, porque es la mucuna que se ha utilizado en los ensayos clínicos, obtenido de semillas pulverizadas con estándares de calidad controlados.

Actualmente hay un problema con el suministro de Zandopa, por controles en aduanas o porque hay temporadas en que se interrumpe el suministro. Puede entonces sustituirse por prepardos similares (polvo de semilla sin extractos complicados) de otras marcas a mejor precio o más fácilmente disponibles.

Zandopa trae un cubilete de 7.5 gramos (como una cuchara y media de té o café) de semillas que equivale a 250 miligramos de levodopa (se buscó aproximarse a la que lleva un Sinemet 25/250 “azul”).

Recomiendo empezar poco a poco. Medio cubilete a media mañana (disuelto en agua o jugo), con el estómago vacío. A los 3-4 días, medio cubilete por la mañana y otro medio por la tarde.

Este cubilete diario (medio y medio) suponen 7.5 gramos, aproximadamente 250 mg de levodopa. Pero, como se explicó antes, al no llevar carbidopa, su eficacia para mejorar los síntomas equivale a la cuarta parte, unos 62.5 mg de levodopa (más o menos, la mitad de un Sinemet Plus 25/100). Es decir, no puede esperarse una gran mejoría y, probablemente, en esta primera fase, sean necesarios tres medios cubilets como mínimo.

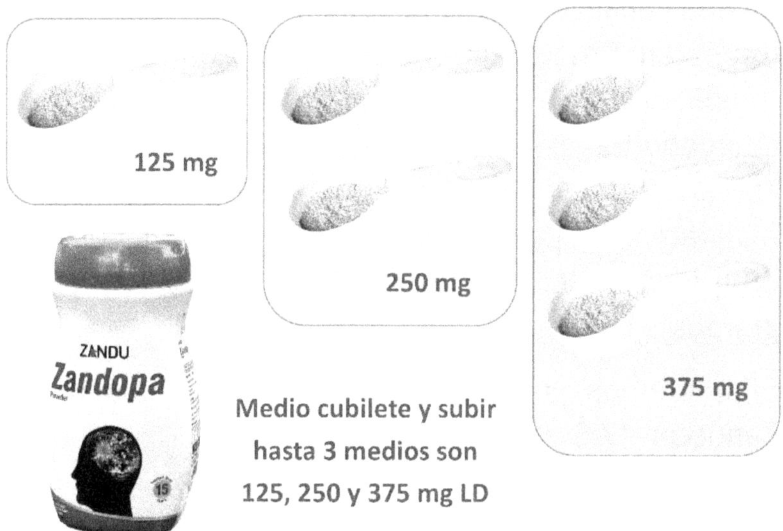

El inconveniente del polvo de semillas es el sabor que algunos consideran desagradable, y el engorro de disolver el polvo. En estos casos se puede obtar por el mismo producto en cápsulas.

CÁPSULAS DE POLVO DE SEMILLAS

Es el mismo triturado simple de semillas, sin extractos químicos ni otras manipulaciones, pero para evitar el mal sabor y las molestias de preparación, se ha introducido el pulverizado en cápsulas.

El problema entonces es la dosis que resulta pequeña porque las cápsulas no pueden ser demasiado grandes. Habría que tomar varias cápsulas por dosis o ésta sería baja.

En una cápsula de tamaño medio (número 1, largo 19 mm, diámetro 6.6 mm) cabe medio gramo de polvo (medio mililitro). Una mediana-grande (número 0) que se pueda tragar aceptablemente (21 mm x 7.3 mm), con un volumen de 0.7 mililtros, podría contener 680 miligramos de polvo. Las más grandes (tamaños 00 y 000) podrían incluir entre 900 y 1400 mg (0.9 a 1.4 gramos).

Si queremos guardar en cápsulas un cubilete de Zandopa (7,5 gramos de polvo con 250 mg de levodopa) necesitariamos 8 cápsulas grandes, tamaño 00 (23 mm de largo) o 5 de las más grandes que se fabrican, tamaño 000 (26 mm de largo).

Si resulta que te va bien el polvo de mucuna, pero resulta desagradable su sabor, y tienes suficiente paciente, puedee comprar cápsulas vacías del mayor tamaño que puedas tragar para obtener la dosis deseada. Hay farmacias que también lo harían por un precio razonable.

POLVO Y EXTRACTOS EN CÁPSULAS

Por estas dificultades de tamaño y contenido, hay pocas marcas con polvo de semilla simple (hay muchas con extractos de diferente porcentaje).

Las cápsulas Swanson contienen 400 mg de polvo de semillas. Estimando un 4 % de porcentaje de levodopa, sólo suponen 16 mg por cápsula. Se necesitan 15 para igualarse con un cubilete, ó 12 para la que contiene una cucharrada de té o café (5 gramos).

Las cápsulas de Himalaya son un producto interesante porque combinan, sin extractos, polvo de semillas y de tallo de mucuna. La idea es aportar no sólo levodopa sino también las otras sustancias desconocidas que hacen peculiar a la planta, al incluir toda ella.

Queda sin embargo muy mermada la cantidad de levodopa porque el tallo (350 mg) tiene muy poca levodopa (el 0.25 %) y junto a los 250 mg de semillas (4 %) sólo habría 11-12 mg por cápsula.

Si se valora incluir el tallo y se necesita poca levodopa cabe la opción de tomar un número grande de cápsulas (saldría caro), o bien combinar con otras cápsulas con extractos a porcentajes mayores de levodopa.

Si se necesitan 200-300 mg diarios de levodopa natural es preferible usar cápsulas con extractos, pero de poca concentración (15-20 %). Aún así, serán necesarias 5-6 cápsulas.

En un plan similar al de polvo de Zandopa el esquema sería:

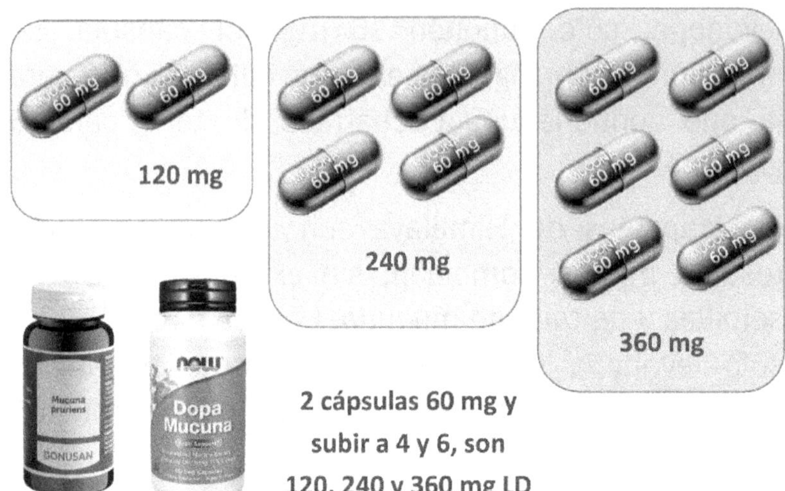

Bonusan y Now son preparados con 60 mg y extractos al 15 % que se ajustan a este plan.

MONITORIZAR LA RESPUESTA

Después de iniciar con la dosis baja, se debe monitorear de cerca la respuesta clínica del paciente, evaluando tanto la mejora de los síntomas motores como la aparición de posibles efectos secundarios (como náuseas, malestar gastrointestinal o síntomas psiquiátricos leves).

Volviendo al ejemplo de Zandopa u otras marchas con polvo simple de semillas:

Si un cubilete diario (medio por la mañana y medio por la tarde=250 mg de levodopa) resulta efectivo, podrían continuar así semanas o meses, y luego se subiría.

AJUSTES DE DOSIS EN CONSULTAS PERIÓDICAS

Es recomendable programar visitas de seguimiento frecuentes para evaluar el progreso y ajustar la dosis según sea necesario.

Si el paciente tolera bien la dosis inicial y se observa una mejora, se podría considerar un aumento gradual de la dosis en incrementos pequeños (por ejemplo, aumentar en 1-2 gramos cada semana) hasta el máximo que establecerá el médico tras observar la mejoría de síntomas y los posibles efectos secundarios.

En estas fases iniciales de la enfermedad, hay que evitar la combinación con otros fármacos antiparkinsonianos. Dado que el paciente aún no ha iniciado ningún tratamiento con levodopa sintética, es preferible probar primero la *Mucuna pruriens* como monoterapia antes de considerar cualquier combinación.

MONOTERAPIA CON MUCUNA

El uso de *Mucuna pruriens* como monoterapia en las primeras etapas del Parkinson no solo puede retrasar la necesidad de levodopa sintética, sino también reducir la aparición de efectos secundarios comunes asociados con los tratamientos convencionales. La investigación sugiere que esta estrategia puede ofrecer una mejor calidad de vida a largo plazo para los pacientes

PACIENTE 2 *Entre 40 y 80 años, con síntomas moderados. Aún no ha tomado ningún fármaco. Le va bien con mucuna pero resulta insuficiente.*

Este paciente con síntomas de intensidad moderada insiste en no tomar fármacos. Ha comenzado con una dosis baja de *Mucuna pruriens* en polvo (Zandopa), con 7.5 gramos diarios divididos en dos tomas. Y luego se ha subido hasta tres medios cubiletes (unos 11 gramos al día de semillas, 375 mg de levodpa). Aunque ha mostrado una clara mejoría, esta sigue siendo insuficiente.

Eso es lo habitual porque en los ensayos clínicos en pacientes se han utilizado cantidades mucho mayores en una sola dosis: 30 gramos de polvo (1000 mg de levodopa) mejoraron los síntomas más que un comprimido de Sinemet 25/250, con menos efectos adversos (Katzenschlager 2004, Cilia 2017).

Yo recomiendo dosis mucho menores en etapas iniciales de le enfermedad.

Puede ser suficiente con subir gradualmente hasta 3 cubiletes de Zandopa o equivalente, repartidos a lo largo del día: 22.5 gramos (750 mg de levodopa) en un día, que son menos de los 30 gramos que se dan en dosis única en los ensayos.

INCREMENTO DE DOSIS DE MUCUNA

Dado que el paciente ha respondido bien a la dosis inicial, puedes considerar aumentar gradualmente la dosis a 10-15 gramos diarios divididos en dos tomas (mañana y tarde). Esto implicaría 1 cubilete completo de Zandopa por la mañana y otro por la tarde, lo que corresponde a 15 gramos diarios. Este ajuste debe realizarse bajo control del médico prestando especial atención a la respuesta clínica y posibles efectos secundarios.

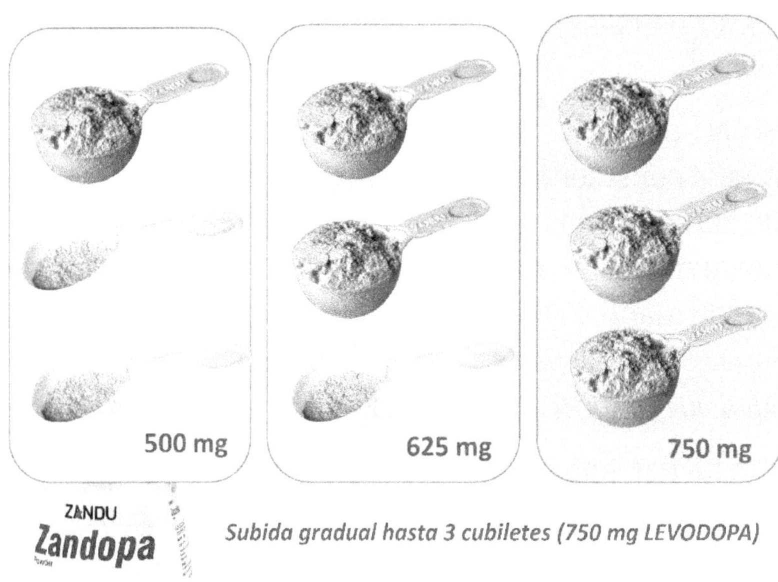

Subida gradual hasta 3 cubiletes (750 mg LEVODOPA)

Si apenas han mejorado los síntomas, podría subirse, paulatinamente, hasta dos cubiletes al día, o incluso tres. Con tres cubiletes al día de Zandopa se están tomado 22.5 gramos de semillas (750 mg de levodopa) pero su beneficio en los síntomas esquivale a la cuarta parte en levodopa sintética (187.5 mg) que sería menos de un Sinemet 25/250 (tres cuartos de comprimido).

CONTROLAR RESPUESTA Y TOLERANCIA

Como siempre, después del ajuste de la dosis, es crucial que el paciente sea observado de cerca para detectar cualquier cambio en los síntomas motores y no motores, así como la aparición de efectos adversos como náuseas, discinesias o síntomas psiquiátricos leves.

Si el paciente experimenta efectos secundarios, podría considerarse volver a la dosis anterior o intentar un aumento más gradual. Si la tolerancia es buena y se observa una mejora en los síntomas, la dosis ajustada puede mantenerse a largo plazo.

AÑADIR TÉ VERDE A LA MUCUNA

Si este paciente sigue sin mejorar suficiente, y antes de recurrir a fármacos podemos añadir té verde a la mucuna.

El té verde es rico en polifenoles con reconocidas propiedades antioxidantes y neuroprotectoras y algunos, como la EGCG (epigalocatequina galato),han demostrado tener propiedades inhibidoras sobre la dopa descarboxilasa, una acción similar a la de la carbidopa, aunque mucho más débil.

Esto podría potenciar los efectos de la *Mucuna pruriens* al permitir que más levodopa cruce la barrera hematoencefálica, donde es convertida en dopamina.

Las infusiones de té verde, una o dos veces al día, preferiblemente junto con las dosis de mucuna podría mejorar algo los síntomas.

Otra opción es utilizar extracto de té verde en forma de cápsulas o concentrado, asegurándose de que el producto contenga suficiente contenido de EGCG, pero no deben usarse sin control médico porque algunos extractos son demasiado concentrados y, aunque mejoran la eficacia de la levodopa, provocan interacciones con otros medicamentos y pueden agravar patologías médicas de base.

PACIENTE 3. *Los síntomas ya son importantes y afectan la vida cotidiana Mejoran con mucuna, pero necesita mucha dosis, con extractos concenttrados y la combina con té verde pero sigue siendo*

La mucuna ni es un tratamiento alternativo sino complementario. Los fármacos deben comezarse tarde y a la menor dosis posible, sobre tofo al principio. Pero, antes o después hay que tomarlos. Y no se puede ser un talibán de nada, ni de las terapias naturales.

Este paciente se empecinó en no pasar por la farmacia. Ha hecho ejercicio, ha cambiahdo de estlo de vida, y por su loable empeño ha ahorrado 2-3 años de fármacos. Pero ahora no le basta la mucuna. El efecto carbidopa del té verdo no le sirve, a pesar de tomarlo en extractos fuertes. Ha intentado conseguir la carbidopa sola (Lodosym) que se vende en EEUU pero no pudo ser. Está a base de extractos ultra-concentrados de mucuna, del 70 al 99 % de levodopa.

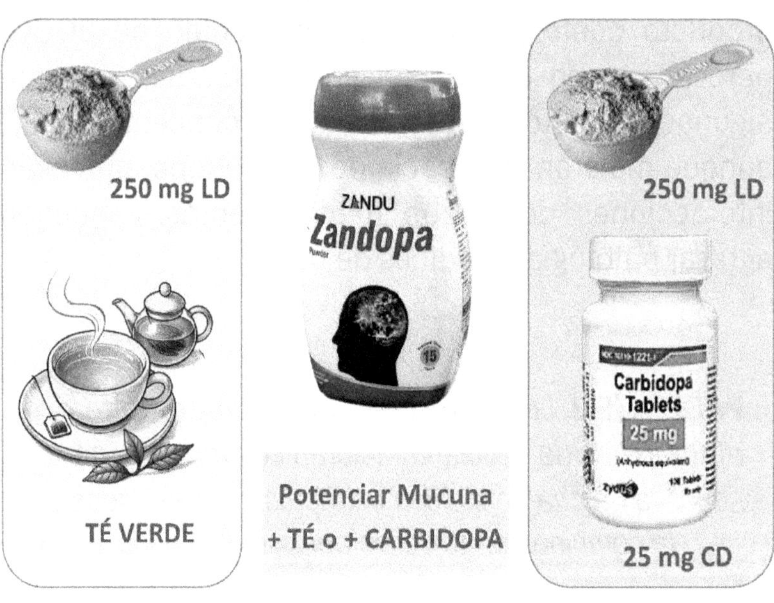

La mucuna se ha demostrado insuficiente y tampoco hubo mucha mejoría al añadir té verde en extractos (antes se comprobó que no tenía polipatologías ni fármacos con los que sospecharan interacciones).

MUCUNA CON CARBIDOPA SOLA

Esta opción no es posible en Europa pero sí en USA o Canadá.

Allí se vende por separado la carbidopa, bajo el nombre de Lodosyn, en comprimidos de 25 mg.

MUCUNA CON UN POCO DE SINEMET

Si tras un ajuste gradual la *Mucuna pruriens* sigue siendo insuficiente, se podría considerar en el futuro la adición de una pequeña dosis de levodopa sintética (como levodopa/carbidopa). Esto solo sería necesario si los síntomas no se controlan adecuadamente con la Mucuna sola.

La combinación de *Mucuna pruriens* con levodopa sintética ha sido objeto de investigación en varios estudios, y se ha encontrado que puede ser particularmente útil en pacientes que no responden completamente a la Mucuna sola. Sin embargo, esta combinación debe manejarse con cuidado para evitar la aparición de efectos secundarios graves, como las discinesias, que son más comunes con el uso prolongado de levodopa

Es el momento de combinar la mucuna con pequeñas cantidades de Sinemet o Madopar para aprovechar la carbidopa y benserazida que respectivamente llevan. Aún en pequeñas cantidades potenciarán tanto la levodopa sintética como la levodopa natural de la mucuna.

Esa combinación le permitirá ahorrar en mucuna (ya era un gasto elevado por las altas dosis) y, sobre todo,se disminuirá la cantidad ya muy alta que tomaba de levodopa natural (o no tanto, porque los extractos ultraconcentrados, tienen métodos químicos potentes que desvirtúan las cualidades originales de la plante, precisamente las que le otorgnan sus beneficios superiores).

¿CUARTO DE MADOPAR O MEDIO SINEMET PLUS?

Se parecen mucho la carbidopa y la benserazida pero no son iguales. Y a unos pacientes les va mejor una que otra, o incluso una combinación de ellas.

¼ Madopar 50/200 = ½ Sinemet 25/100

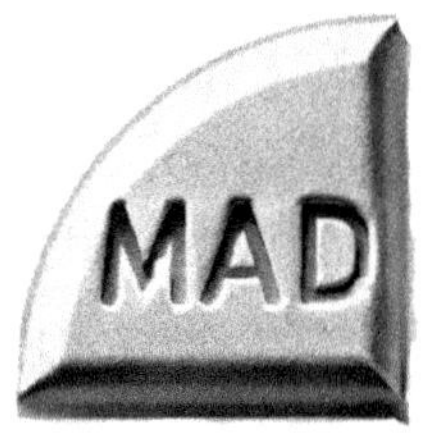

LEVODOPA
50 mg

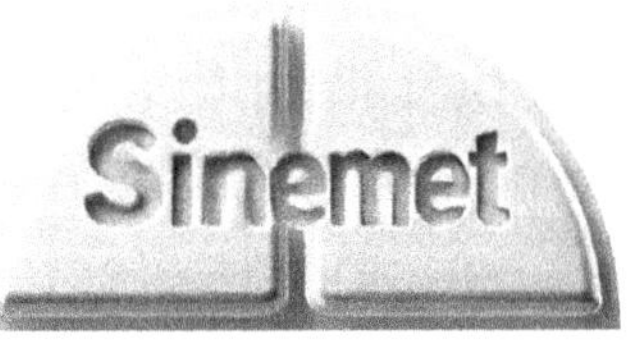

BENSERAZIDA 12,5 mg

CARBIDOPA 12,5 mg

Algo más rápida

Algo más duradera

Yo suelo empezar por la benserazida que parece de efecto más rápido aunque menos duradero. Además, al paciente le convence más el cuarto de comprimido de Madopar que medio de Sinemet Plus, con la misma cantidad de levodopa sintética (50 mg).

El caso es que si para obtener 12.5 mg de benserazida o carbidopa tenemos que "aguantar" 50 mg de levodopa sintética, tampoco es tanto, Y la mezcla es muy beneficiosa.

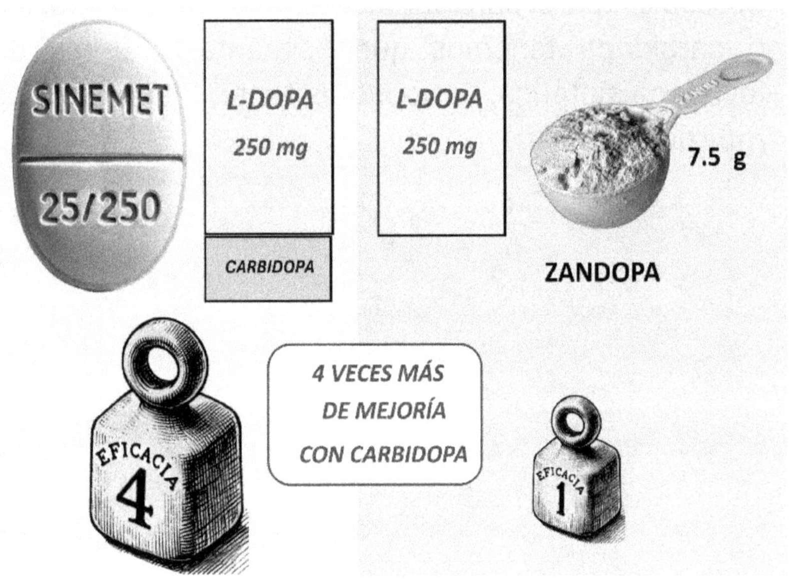

FIGURA 9. Es complicado ajustar la dosis de mucuna. Un Sinemet 25/250 lleva 250 mg de levodopa sintética, como los 250 mg de levodopa natural de un cubilete de Zandopa (7.5 gramos de polvo de semillas). Pero como la mucuna no lleva carbidopa, su efecto en los síntomas es la cuarta parte.

Se necesitan 1.000 mg de levodopa natural (30 gramos de polvo de semillas) para el efecto de un comprimido de Sinemet 25/250... salvo que se añada carbidopa a la mucuna.[88] Cuidado al combinarlos, porque la carbidopa del comprimido potencia la mucuna: ¡consulte a su médico!

10. Combinar mucuna y fármacos

La Mucuna pruriens no es un tratamiento alternativo sino complementario en la enfermedad de Parkinson. Hay que usarla siempre bajo supervisión médica, especialmente si se planea reducir parte de los medicamentos antiparkinsonianos.

Solo una parte de la levodopa sintética puede ser reemplazada por la levodopa natural presente en la mucuna, y es necesario conservar una dosis de carbidopa o benserazida (que potencian el efecto de la levodopa).

Los agonistas dopaminérgicos y otros fármacos antiparkinsonianos pueden seguir siendo necesarios, al menos en parte; si se disminuyen el mécido debe compensarlo aumentando la dosis de levodopa, ya sea sintética o natural.

En etapas avanzadas de la enfermedad, estos cambios pueden ser más complicados porque los medicamentos actúan en diferentes áreas del cerebro. La levodopa actúa en la *sustantia nigra*, necesaria para convertirla en dopamina, pero que se va deteriorando con el tiempo. Los agonistas dopaminérgicos actúan en el estriado, ofreciendo una vía alternativa a la ruta nigroestriada y funcionando como un atajo que a veces es imprescindible.

En las fases iniciales, cuando los síntomas son leves y el tratamiento se basa en levodopa sintética (como Sinemet, Madopar o Stalevo), es posible reemplazar parcialmente ésta por levodopa natural de mucuna. Sin embargo, es recomendable mantener una pequeña dosis de levodopa sintética para que la mucuna aproveche la carbidopa o benserazida del fármaco.

PASOS PREVIOS

Antes de introducir mucuna hay que dar algunos pasos:

- Revisar la medicación general para prever interacciones o complicaciones, eliminando las que no sean necesarias..

- Calcular la cantidad de carbidopa o benserazida que venía tomando y la que se va a mantener para potenciar la mucuna.

- Valorar si hay otros antiparkinsonianos que puedan disminuirse y en qué modo se va a compensar su ausencia.

- Planificar el calendario de ajustes. Debe elegirse un periodo de tiempo en que el paciente y su médico estén disponible, sin otras ocupaciones que impidan consultas frecuentes para ajustes sucesivos.

CONSIDERAR LA RESPUESTA INDIVIDUAL

La respuesta a la mucuna varía de un paciente a otro., Es crucial realizar un seguimiento estrecho durante los primeros días de su uso. Esto permite detectar y manejar oportunamente cualquier efecto adverso o falta de eficacia.

DOSIS PEQUEÑAS Y AJUSTES PERIÓDICOS

Se valorará los síntomas previos, cómo cambian al introducir mucuna, sobre todo los primeros días o semanas, y se registrará cualquier cambio relevante, positivo o negativo.

Al principio las dosis de mucuna serán pequeñas, aumentando gradualmente según la tolerancia y la respuesta clínica del paciente. Según la respuesta observada, ajuste la dosis de mucuna para optimizar el control de los síntomas sin provocar efectos adversos. Esto puede implicar aumentos o reducciones graduales.

Se revisarán la presión arterial y la función cardíaca, y las variaciones que se pueden producir en las otras patologías y medicaciones

AGONISTAS DOPAMINERGICOS

Especial cuidado se tendrá si se modifican sus dosis. En pacientes de edad avanzada, los agonistas dopaminérgicos pueden provocar efectos secundarios significativos, como trastornos del sueño o deterioro cognitivo. Pero reducirlos puede provocar descompensaciones que el médico debe haber previsto.

MONITORIZACIÓN CONTINUA

Se habrá diseñado un plan gradual en cualquier cambio farmacológico, asegurando que los síntomas motores del Parkinson continúen siendo controlados de manera efectiva.

La respuesta del paciente será controlada de cerca y periódicamente, con ajustes según sea necesario para mantener un equilibrio óptimo entre eficacia y tolerancia.

PARTE DE LA LEVODOPA PUEDE SER FLEXIBLE

El médico dejará una parte del tratamiento en horarios fijos (formas retardadas o simples imprescindibles) pero un parte de la levodopa se podría dejar a criterio del paciente dentro de un margen estrecho. Este enfoque de "levodopa *ad libitum*" les permite ajustar parcialmente la dosis y el horario para manejo individual de los síntomas.

CASOS PRÁCTICOS

El médico puede recomendar una sustitución parcial y escalonada de la levodopa sintética por levodopa natural de Mucuna pruriens, siguiendo la información general y los ejemplos prácticos que se presentan a continuación.

Para realizar las sustituciones, se recomiendan cápsulas de mucuna con extractos de baja concentración de levodopa (15-20%). Estos productos mantienen la mayoría de los componentes de la planta y tienen un volumen menor. Algunas opciones son: Dopabean (50 mg de levodopa por cápsula), Dopamucuna y Bonusan (60 mg de levodopa por cápsula)

Aquí utilizaremos Dopabean como referencia, ya que su contenido de 50 mg de levodopa facilita los cálculos. Otros productos con diferentes concentraciones de levodopa, como Pure Encapsulation (10 mg), Advance Physician (30 mg) o DoubleWood (100 mg), también pueden utilizarse ajustando las dosis según sea necesario.

CASO 1: REDUCIR SINEMET PLUS 25/100

Un paciente toma tres comprimidos diarios de Sinemet Plus 25/100 y desea cambiar una parte por mucuna.

Cada comprimido de Sinemet Plus 25/100 contiene: 25 mg de carbidopa y 100 mg de levodopa

En teoría parecería lógico sustituir un comprimido de Sinemet Plus por dos cápsulas de Dopabean (50 mg de levodopa por cápsula). Sin embargo, dado que la mucuna no contiene carbidopa, el efecto clínico sería más débil, compensado solo en parte por la carbidopa de las dosis anteriores.

Lo que recomiendo es una sustitución parcial: cambiar el comprimido de Sinemet 25/100 (25 mg de carbidopa, 100 mg de levodopa) por medio comprimido de Sinemet 25/100 (12.5 carbidopa y 50 mg levodopa) y una cápsula de Dopabean (50 mg levodopa natural).*

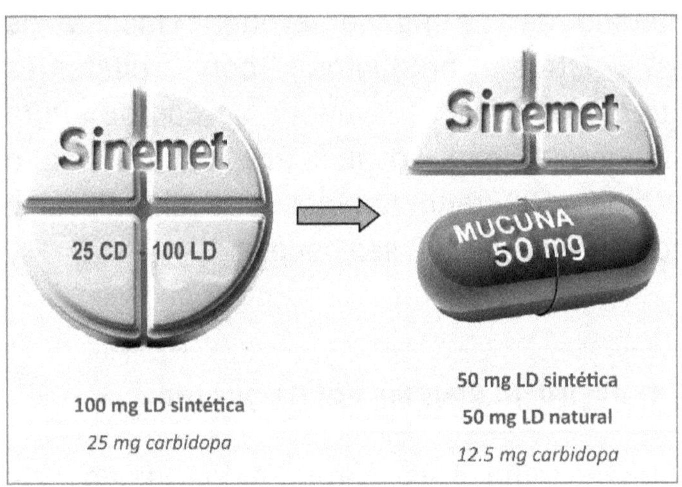

* No hay que ser tan exactos, en lugar de las cápsulas de 50 mg se pueden usar las de 60 mg de levodopa, como son las de Bonusan y Now Foods.

Así se han cambiado los 100 mg de levodopa sintética por 50 mg de sintética y 50 de natural, manteniéndose 12.5 mg de carbidopa que serán suficientes para potenciar el conjunto de las dos.

CASO 2: REDUCIR MADOPAR 50/200

Un paciente toma tres comprimidos diarios de Madopar 50/200 y desea introducir Mucuna pruriens en su tratamiento.

El procedimiento será el mismo descrito con el Sinemet 25/100 pero ajustando que equivale a medio Madopar 50/200 si consideramos equivalentes la carbidopa y la benserazida. Para facilitar el cálculo, lo readapto.

Cada comprimido de Madopar 50/200 contiene 50 mg de benserazida y 200 mg de levodopa. El médico puede decidir cambiar una de esas dosis.

En teoría, se podría sustituir un comprimido de Madopar 50/200 por cuatro cápsulas de Dopabean (cada una contiene 333 mg de *Mucuna pruriens* con un 15% de levodopa, es decir, 50 mg de levodopa por cápsula) pero, dado que *Mucuna pruriens* no contiene benserazida, el efecto clínico será más débil, poco compensado por la acción de la benserazida de la dosis dosis anterior de Madopar.

Lo que recomiendo es una sustitución parcial: cambiar el comprimido de Madopar 50/200 (50 mg de carbidopa, 200 mg de levodopa) por medio comprimido de Madopar 50/200 (50 benserazida y 100 mg levodopa) y dos cápsulas de Dopabean (100 mg levodopa natural).

Así se han cambiado los 200 mg de levodopa sintética por 100 mg de sintética y 100 de natural, manteniéndose 50 mg de benserazida que serán suficientes para potenciar el conjunto de las dos.

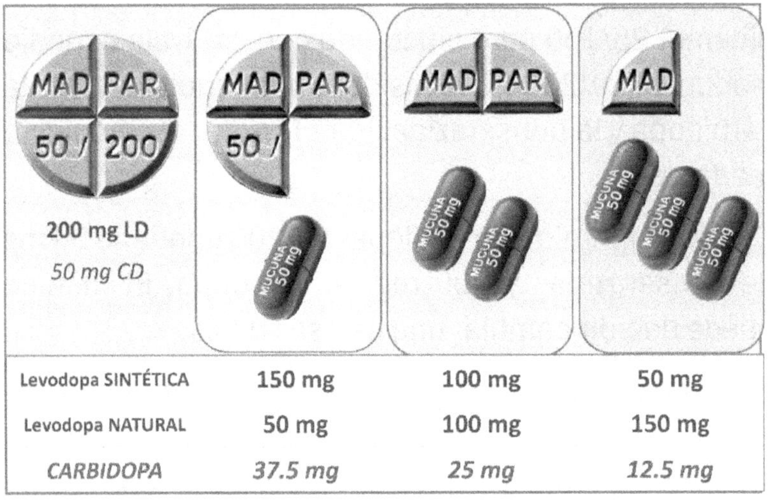

Levodopa SINTÉTICA	150 mg	100 mg	50 mg
Levodopa NATURAL	50 mg	100 mg	150 mg
CARBIDOPA	*37.5 mg*	*25 mg*	*12.5 mg*

Recomiendo que el médico, siguiendo estos cálculos, proponga el cambio en dos tiempos: primero reducir el comprimido de Madopar a ¾ de comprimido, añadiendo un Dopabean (150 mg de levodopa sintética y 50 mg de natural, y los 37.5 mg de benserazida serían suficientes para las dos. En un segundo paso, se haría el cambio a medio comprimido de Madopar.

Y, más adelantes, si la respuesta es buena, el médico podría proponer aumentar gradualmente la proporción de *Mucuna pruriens* en el tratamiento pero conservando algo de benserazida. Recomiendo mantener un cuarto de comprimido de Madopar (12.5 mg de benserazida y 50 mg de levodopa en cada dosis) que se compensarían con 150 mg de levodopa natural de las tres cápsulas de Dopabean.

CASO 3: REDUCIR SINEMET 25/250

Un paciente toma tres comprimidos diarios de Sinemet 25/250 y busca introducir mucuna.

El médico le informará que estos cambios son diferentes porque partimos de una proporción de carbidopa/levodopa muy baja (1:10) por lo que, si seguimos las pautas anteriores, hasta quedar con un cuarto de Sinemet 25/250, nos quedarían sólo 6.25 mg de carbidopa para potenciar 62.5 mg de levodopa sintética y faltarían 187.5 mg de levodopa natural como compensación (aproximadamente 4 cápsulas de Dopabean).

Este inconveniente es relativamente fácil de resolver. Como necesitamos más carbidopa, el médico recomendará un primer paso tan simple como cambiar un comprimido de Sinemet 25/250 por su equivalente en Sinemet 25/100: dos comprimidos y medio. Mantenemos así los 250 mg de levodopa pero enriquecidos en carbidopa: 62.5 mg.

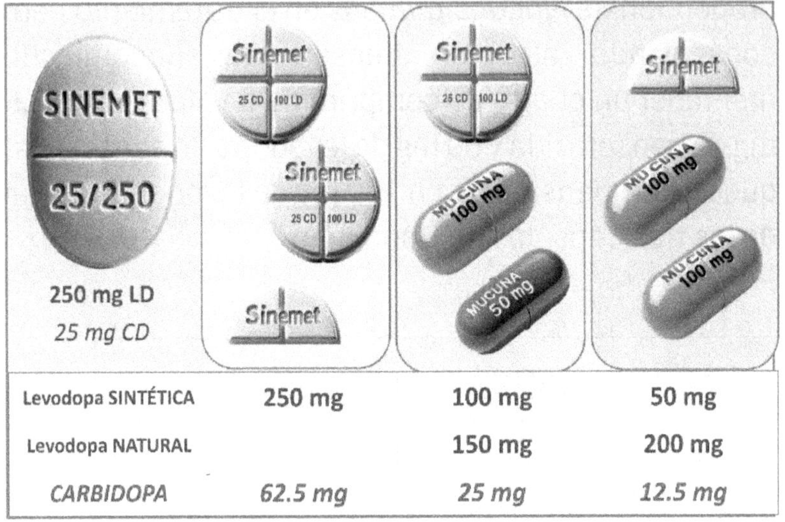

Levodopa SINTÉTICA	250 mg	100 mg	50 mg
Levodopa NATURAL		150 mg	200 mg
CARBIDOPA	*62.5 mg*	*25 mg*	*12.5 mg*

Después de esta sustitución, se pueden ir reduciendo esos dos comprimidos y medio de Sinemet 25/100 con las pautas anteriores.

Se puede ahorrar un paso intermedio sustituyendo el comprimido de Sinemet 25/250 por sólo medio (12.5 carbidopa, 125 levodopa), más un comprimido de Sinemet 25/100 que suman 37.5 de carbidopa y 225 de levodopa, eventualmente añadiendo una mucuna que lleve 25-30 mg de levodopa natural (Advance Physician, por ejemplo).

CASO 4: PACIENTES CON STALEVO

Stalevo combina levodopa con carbidopa y entacapona, lo que aumenta significativamente la biodisponibilidad de la levodopa. La introducción de mucuna en este contexto requiere una consideración especial.

Entacapone inhibe otra enzima, la COMT, que también potencia la levodopa natural de la mucuna. Junto con la carbidopa, el resultado es menos predecible, pero suele ser al alza.

Stalevo 100 equivale a Sinemet Plus 25/100 con 200 mg de entacapona: 100 mg de levodopa junto con 25 mg de carbidopa y 200 mg de entacapona.

La opción más sencilla es sustituir un comprimido de Stalevo 100 por Stalevo 50 (50 mg de levodopa, 12,5 mg de carbidopa y 200 mg de entacapona) junto con una cápsula de Dopabean (50 mg de levodopa).

CASO 5: RENUENTE A TOMAR CARBIDOPA

Algunos pacientes se toman tan en serio evitar cualquier fármaco que llegan a abusar de los naturales.

Sería el caso del enemigo acérrimo de la carbidopa que se aferra a la conocida proporción 1:4 del efecto clínico entre la levodopa sintética (con carbidopa) y la levodopa natural de mucuna (sin carbidopa). Esta relación es cierta, pero sólo en ausencia de toda carbidopa, y sólo referida a la mejoría esperable de los síntomas.

En su interpretación creen que, si sustituyen, por ejemplo, un Sinemet 25/250 mg por 1000 mg de levodopa de mucuna, sólo están tomando 250 mg de levodopa. No; es evidente que con cuatro cubiletes de polvo de semillas puro (como la Zandopa) a su organismo están llegando 1000 mg de levodopa natural. Que es menos tóxica y que sus efectos secundarios son leves, lo avalan tres milenios de uso tradicional y los ensayos clínicos recientes (en los que se dan dosis mucho mayores).

Pero son 1000 mg, no pueden autoengañarse, y peor cuando esos 1000 mg no provienen de las simples semillas molidas sino de extractos a porcentajes grandes, hasta del 99 % de levodopa. En estos ultraconcentrados ya apenas queda planta, sólo levodopa, casi como la sintética. Y peor aún si los combinan por su cuenta (hay que consultar siempre al médico) con carbidopa en más o menos cantidad, y cuando mezclan con otros antiparkinsonianos.

Yo recomiendo mantener la prioridad de levodopa natural, pero potenciarla con una dosis muy baja de carbidopa que permite bajar la mucuna. Ese mínimo de carbidopa (pongamos 12.5 mg de medio Sinemet 25/100) no sería sufiente para multiplicar por cuatro la potencia de mucuna, pero quizá sí para doblarla o algo similar, depende del metabolismo individual.

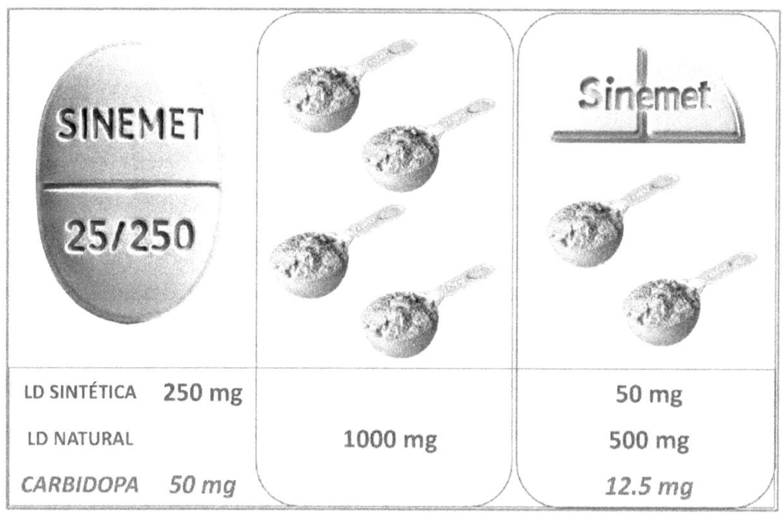

LD SINTÉTICA	250 mg		50 mg
LD NATURAL		1000 mg	500 mg
CARBIDOPA	*50 mg*		*12.5 mg*

En el caso indicado, yo probaría cómo reacciona el paciente a sustituir los 1000 mg de polvo de semillas que venía tomando por la mitad (500 mg) que, junto con 12.5 mg de carbidopa y 50 mg del medio comprimido de Sinemet 25/100, podría mejorarle lo suficiente con una proporción equilibrada, limitando los efectos secundarios.

CASO 6: PACIENTES CON DISCINESIAS

Para las fluctuaciones motoras, Olanow propuso tomas cortas y frecuentes de una solución de levodopa.[157] Esto estabiliza los niveles plasmáticos, mejora la respuesta clínica y reduce el *off* y el congelamiento.

La mucuna se estropea rápidamente en el agua (se ennegrece), por lo que debe tomarse rápidamente tras diluirla, y resultaría engorroso.

Una opción más simple es recurrir a los preparados en cápsulas con baja concentración de levodopa, por ejemplo, el comentado Advance Physician (30 mg de levodopa por cápsula) o incluso las cápsulas sin extracto, que sólo contienen el polvo simple de semillas (Swanson, aproximadamente 16 mg de levodopa) o una mezcla de semillas y tallo pulverizados (Himalaya, aproximadamente 11 mg), o, si fuese necesario, de 50 mg (Dopabean, Bonusan)

Eso se añadiría a una medicación fija combinando levodopa convencional: formas retardadas (Sinemet CR 25/100) en dosis fija mañana y noche (para mantener un mínimo de levodopa en sangre a cualquier hora, combinado con 5 cápsulas de mucuna espaciadas (de 15 a 50 mg según el caso) y, por ejemplo, tres dosis de Sinemet 25/100 de medio o un comprimido (depende del caso), pero administrado de forma flexible: adelantar la dosis si se bloquea, retrasarla un poco si discinesias.

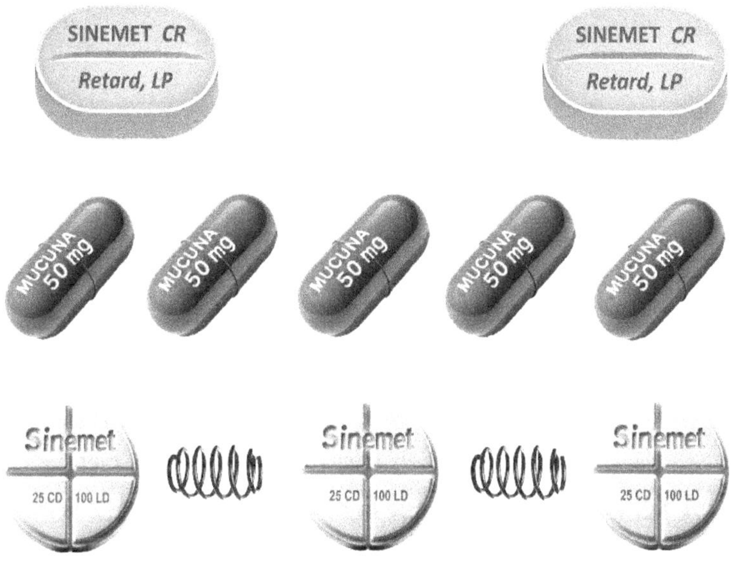

En algunos casos o etapas, se combina con agonistas u otros fármacos antiparkinsonianos que, en esta etapa, pueden ser necesarios.

Los cálculos del número y frecuencia de las dosis los hará el médico tras escuchar al paciente, controlándose las variaciones cada pocos días.

CASO 7: PACIENTES MUY AVANZADOS

En pacientes avanzados con discinesias y otras complicaciones, algunos intentan disminuir la proporción de carbidopa subiendo la levodopa sintética.

Otros han intentado cambiar rápidamente de los preparados convencionales con carbidopa a la mucuna. Venían con dosis muy altas de levodopa sintética que se sustituyó por una cantidad cuatro veces mayor de levodopa de mucuna (CILIA 2018).

La eficacia clínica fue similar, pero la mitad de los pacientes no toleró un cambio tan rápido. Esto debería hacerse gradualmente, o bien combinando carbidopa con mucuna.

En los casos en que se necesitan dosis altas de medicación, incluyendo levodopa, el polvo de semillas no es suficiente.

Habría que tomarlo en grandes cantidades y las náuseas y flatulencias provocan su retirada. Hay que mantener varios fármacos convencionales y, si se decide combinar con mucuna, sí serían aquí útiles los preparados ultraconcentrados, mejor en cápsulas que en polvo que es más difícil de dosificar, con riesgo de sobredosis.

En estos casos es especialmente importante la dirección del médico que hemos indicado a lo largo de este libro. La información de este libro es el médico el que debe valorarla y decidir las opciones.

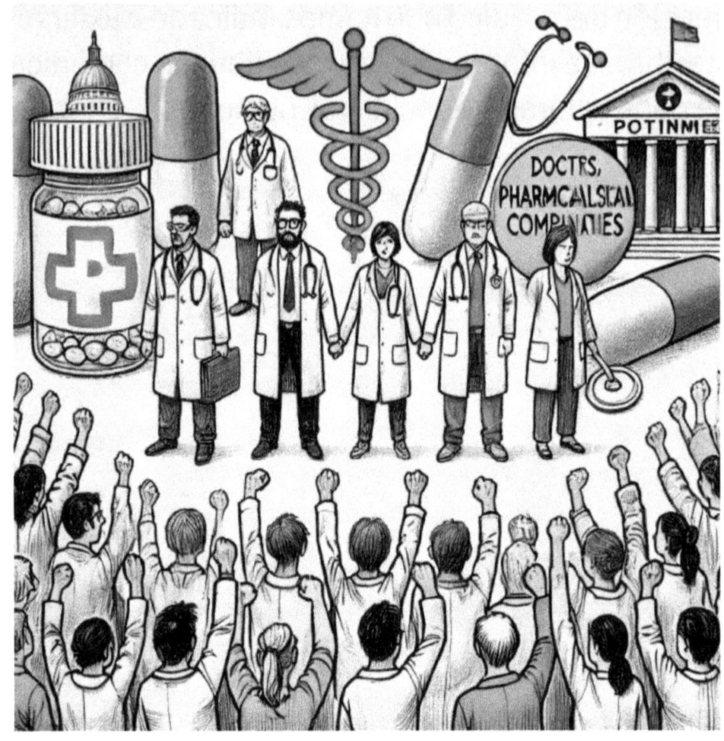

FIGURA 11. Los foros de pacientes vehiculan sus demandas. El estado no investiga lo suficiente y muchos médicos apenas les escuchan, sobre todo cuando preguntan por remedios naturales, que ellos usan a escondidas.

Comentan entre ellos, aprendiendo de sus experiencias pero sin control médico hay riesgo de errores. Me hicieron llegar esas inquietudes Marianne van der Meer y (foro Mucuna Pruriens Parkinson) y Jérôme Simonin (reputado traductor de varios libros sobre Parkinson).

11. Los pacientes pierden su paciencia

(Colaboran: Marianne van der Meer y Jérôme Simonin)

Los foros y asociaciones de pacientes son mucho más que simples grupos de apoyo. En el caso de las personas con Parkinson se han convertido en verdaderos espacios de resistencia. La gente no solo comparte sus experiencias, sino que también alza la voz ante un sistema que, según ellos, los ha dejado de lado.

Se está iniciando una rebelión. Aquí no hablamos solo de consuelo; estamos ante una plataforma donde ellos debaten, cuestionan y sí, hasta se organizan para exigir lo que consideran justo. Y en el centro de muchas de estas conversaciones está la Mucuna pruriens, una planta que promete mucho y genera casi tantas dudas como esperanzas.

DESCONTENTO GENERALIZADO

¡Que alguien escuche! El malestar de los pacientes con Parkinson es evidente, y no es difícil entender por qué. Sus quejas giran en torno a tres puntos principales que una y otra vez emergen en las discusiones de estos foros:

1. Falta de Investigación: ¿Dónde están los fondos para investigar el Parkinson? Los pacientes están cansados de escuchar siempre lo mismo: que los avances son limitados, que no hay suficientes recursos, que la cura aún está lejos. Mientras tanto, la vida sigue su curso, y los afectados sienten que el tiempo corre en su contra.

2. Médicos Desconectados: Una crítica habitual es que los médicos parecen tener un manual preestablecido: llegan, recetan los mismos fármacos y adiós. Escuchar al paciente, adaptar los tratamientos a sus necesidades o siquiera considerar sus preocupaciones parece ser, en muchos casos, una rara excepción. No es de extrañar que tantos pacientes recurran a los foros en busca de algo más.

3. Desprecio por los Tratamientos Naturales: Muchos pacientes han encontrado en la medicina natural algo que les alivia, pero cuando lo mencionan a sus médicos, la respuesta es un rotundo “eso no sirve”. La Mucuna pruriens, que contiene levodopa, es un ejemplo claro.

A pesar de que algunos pacientes aseguran que les ayuda con los síntomas, la mayoría de los médicos la ignoran o la desacreditan sin más. Y en ocasiones puede que estén despreciando lo que ignoran porque es difícil calcular las dosis y no tuvieron tiempo de estudiarlas.

MUCUNA: ¿SALVACIÓN O FALSA ESPERANZA?

Entre los remedios naturales que más se mencionan en los foros está la Mucuna pruriens. Esta planta, rica en levodopa (sí, el mismo compuesto que se encuentra en muchos medicamentos tradicionales para el Parkinson), ha generado expectativas entre los pacientes. Sin embargo, su uso viene con su propio conjunto de problemas:

1. Desconocimiento Médico: A pesar de que contiene levodopa, la mucuna no forma parte de los tratamientos “oficiales”. Los médicos no saben cómo dosificarla ni qué efectos a largo plazo puede tener. Para muchos pacientes, esto es un obstáculo enorme: sienten que están explorando en solitario un territorio desconocido.

2. ¿Qué hay realmente en los productos?: Un problema muy serio es la calidad de los productos de mucuna que se comercializan. Algunos pacientes han notado que los niveles de levodopa que anuncian no siempre coinciden con los reales, generando desconfianza. La exigencia es clara: certificados de análisis obligatorios para que los pacientes sepan qué están tomando.

3. Falta de Información: Tanto los médicos como los pacientes están, en muchos casos, navegando a ciegas. No hay suficiente información fiable sobre cómo utilizar la mucuna de manera segura y eficaz. Los foros, en este sentido, son un refugio donde los

pacientes intercambian experiencias, pero la falta de estudios sólidos deja muchas preguntas sin respuesta.

¿POR QUÉ OCULTAR LO QUE FUNCIONA?

Es preocupante que muchos pacientes no se atrevan a contar a sus médicos que están usando productos naturales. ¿El motivo? Temen ser juzgados o, peor aún, regañados. Esto refleja un problema grave en la relación médico-paciente: la falta de confianza mutua. Si los pacientes no pueden hablar abiertamente sobre lo que están probando o cómo se sienten, es muy difícil avanzar hacia un tratamiento personalizado y efectivo.

UNA FUENTE DE CONOCIMIENTO INFRAVALORADA

Más allá del desahogo emocional, los foros y las asociaciones de pacientes están emergiendo como una fuente de datos valiosísima para entender qué está funcionando y qué no.

¿Por qué no realizar encuestas? Al recoger de manera sistemática las experiencias de los pacientes, se podrían obtener datos cruciales sobre los beneficios y riesgos de tratamientos alternativos como la mucuna. Esto ayudaría a reducir la brecha de conocimiento entre los médicos y sus pacientes, y permitiría abordar el Parkinson de una manera más integral.

LLAMADA A LA ACCIÓN

Es hora de que el sistema de salud empiece a prestar atención a lo que estos pacientes están diciendo. No se trata solo de recetar pastillas o de seguir los tratamientos de siempre. Los pacientes con Parkinson merecen ser escuchados, y sus experiencias con tratamientos como la mucuna deben ser tomadas en serio. De lo contrario, seguirán recurriendo a foros para encontrar las respuestas que, por ahora, no obtienen en las consultas.

CONCLUSIONES

Los foros de pacientes con Parkinson han dejado de ser simples espacios de queja. Son auténticas plataformas de empoderamiento donde los afectados comparten experiencias, luchan contra el sistema y buscan soluciones alternativas. Para mejorar la calidad de vida de estos pacientes, es imprescindible que médicos e investigadores tomen nota y valoren lo que está ocurriendo en estos espacios. Porque, al final, si no escuchamos a quienes viven la enfermedad cada día, ¿a quién estamos ayudando realmente?

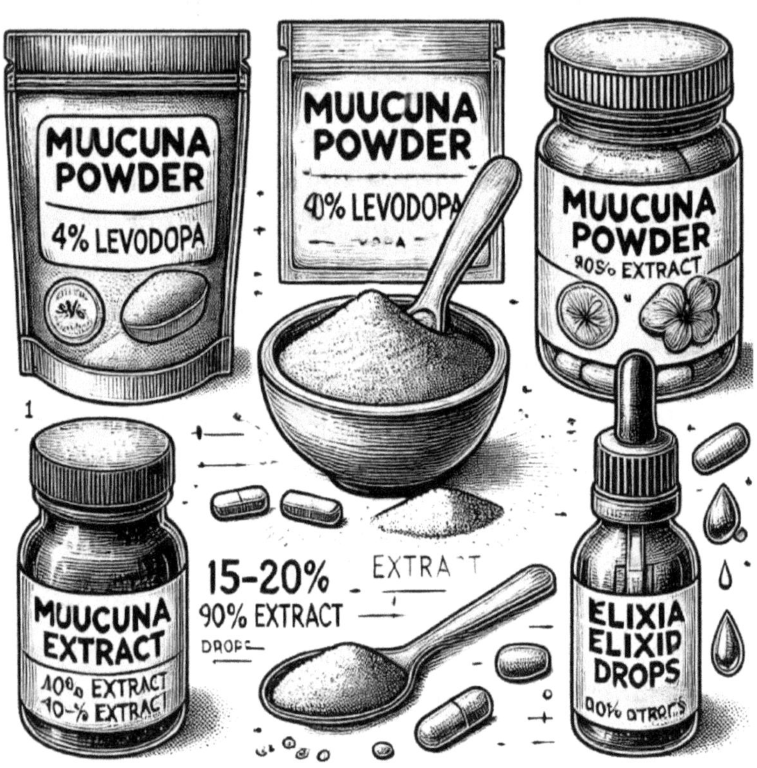
MUUCUNA POWDER
4% LEVODOPA
MUUCUNA POWDER
40% LEVODOPA
MUUCUNA POWDER
EXTRACT
MUUCUNA EXTRACT
EXTRACT
EXTRACT
15-20%
90% EXTRACT
ELIXIA ELIXID DROPS

12. Tablas de preparados de Mucuna

A continuación, las principales marcas agrupadas en los apartados siguientes:

POLVO PURO

POLVO PURO EN CÁPSULAS

EXTRACTOS AL 15-25 %

EXTRACTOS AL 40-60 %

EXTRACTOS ULTRACONCENTRADOS

ELIXIRES

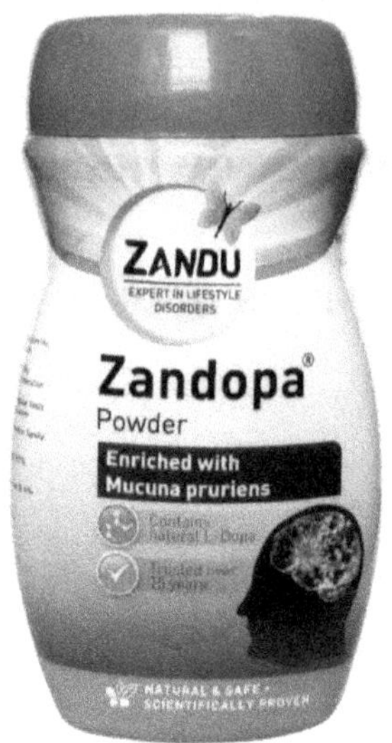
ZANDU
EXPERT IN LIFESTYLE DISORDERS
Zandopa®
Powder
Enriched with Mucuna pruriens
NATURAL & SAFE ·
SCIENTIFICALLY PROVEN

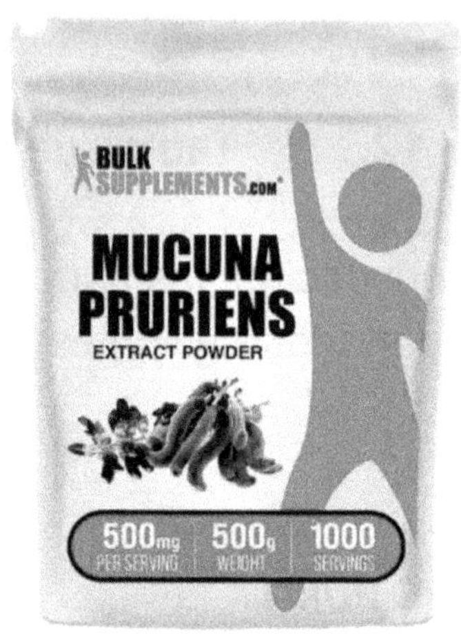
BULK SUPPLEMENTS.COM
MUCUNA PRURIENS
EXTRACT POWDER
500mg PER SERVING
500g WEIGHT
1000 SERVINGS

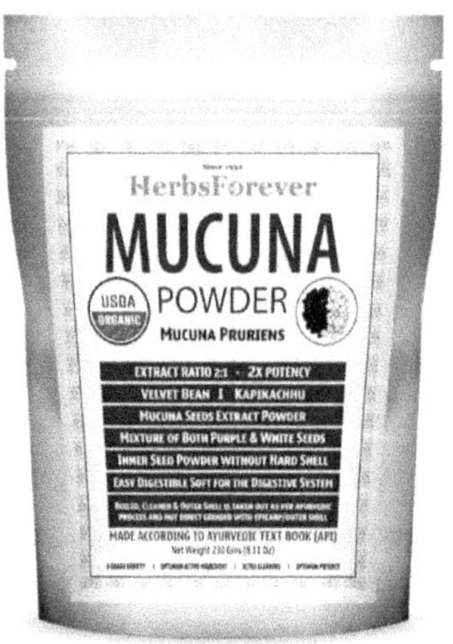
HerbsForever
MUCUNA
USDA ORGANIC
POWDER
MUCUNA PRURIENS
EXTRACT RATIO 2:1 · 2X POTENCY
VELVET BEAN I KAPIKACHHU
MUCUNA SEEDS EXTRACT POWDER
MIXTURE OF BOTH PURPLE & WHITE SEEDS
INNER SEED POWDER WITHOUT HARD SHELL
EASY DIGESTIBLE SOFT FOR THE DIGESTIVE SYSTEM
MADE ACCORDING TO AYURVEDIC TEXT BOOK (API)

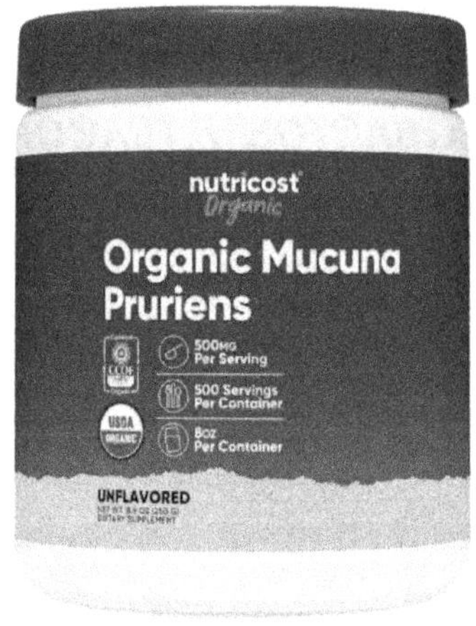
nutricost
Organic
Organic Mucuna Pruriens
500MG Per Serving
500 Servings Per Container
USDA ORGANIC
8oz Per Container
UNFLAVORED

POLVO PURO

ZANDOPA	POLVO PURO	3.3 %	1 tsp = **100 mg** LD
	semillas	*3 gramos*	

BULK Supplements	POLVO PURO	4 %	1 tsp = **120 mg** LD
	semillas	*3 gramos*	

CARMEL Organics	POLVO PURO	4 %	1 tsp = **120 mg** LD
	semillas	*3 gramos*	

NOVA Nutritions	POLVO PURO	4 %	1 tsp = **120 mg** LD
	semillas	*3 gramos*	

NUTRICOST	POLVO PURO	4 %	1 tsp = **120 mg** LD
	semillas	*3 gramos*	

BANYAM	POLVO PURO	4.5 %	1 tsp = **135 mg** LD
	semillas	*3 gramos*	

HERBS Forever	POLVO PURO	4.75 %	1 tsp = **142 mg** LD
	semillas	*3 gramos*	

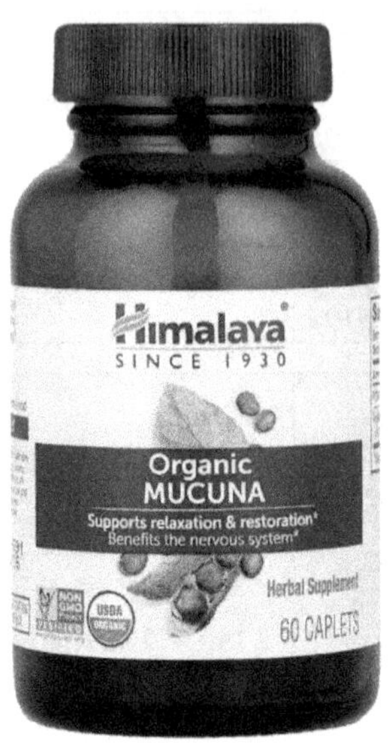
Himalaya
SINCE 1930
Organic
MUCUNA
Supports relaxation & restoration*
Benefits the nervous system*
Herbal Supplement
60 CAPLETS
USDA ORGANIC

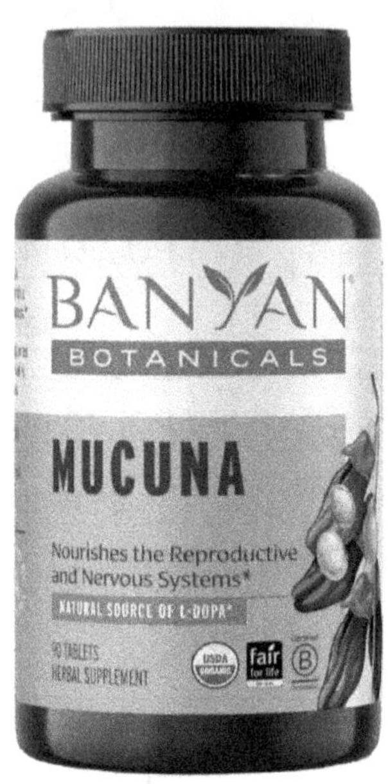
BANYAN
BOTANICALS
MUCUNA
Nourishes the Reproductive
and Nervous Systems*
NATURAL SOURCE OF L-DOPA*
90 TABLETS
HERBAL SUPPLEMENT
USDA ORGANIC
fair for life

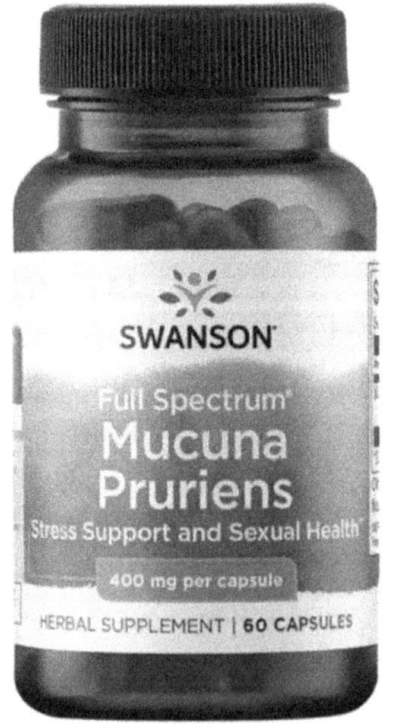
SWANSON
Full Spectrum
Mucuna
Pruriens
Stress Support and Sexual Health
400 mg per capsule
HERBAL SUPPLEMENT | 60 CAPSULES

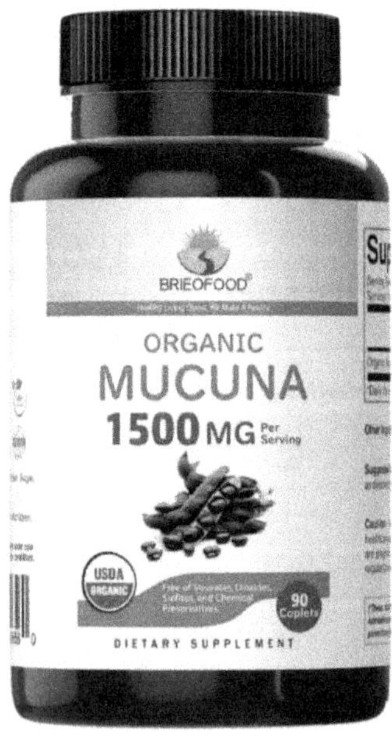
BRIEOFOOD
ORGANIC
MUCUNA
1500 MG Per Serving
USDA ORGANIC
90 Caplets
DIETARY SUPPLEMENT

CÁPSULAS DE POLVO PURO

HIMALAYA	Cápsula POLVO PURO	0.25 y 4 %	1 cáps = **11 mg** LD
	tallo y semillas	*600 mg*	

SWANSON	Cápsula POLVO PURO	4 %	1 cáps = **16 mg** LD
	semillas	*400 mg*	

SUPREME	Cápsula POLVO PURO	4 %	1 cáps = **20 mg** LD
	semillas	*3 gramos*	

BANYAN	Tableta POLVO PURO	4.5 %	1 cáps = **22 mg** LD
	semillas	*500 mg*	

BRIEOFOOD	Tableta POLVO PURO	4 %	1 cáps = **30 mg** LD
	semillas	*750 mg*	

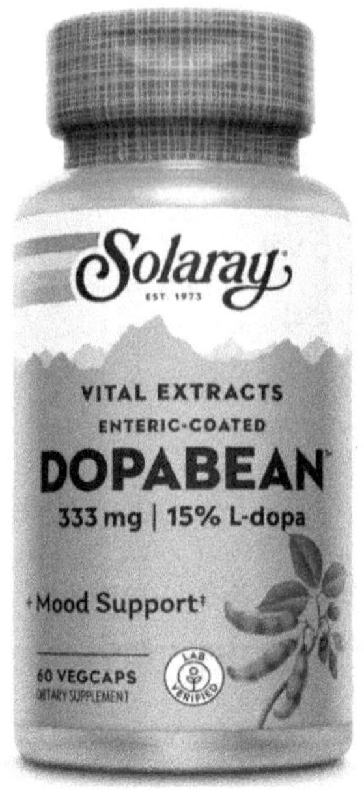
Solaray
EST. 1973
VITAL EXTRACTS
ENTERIC-COATED
DOPABEAN™
333 mg | 15% L-dopa
+Mood Support†
60 VEGCAPS
DIETARY SUPPLEMENT
LAB VERIFIED

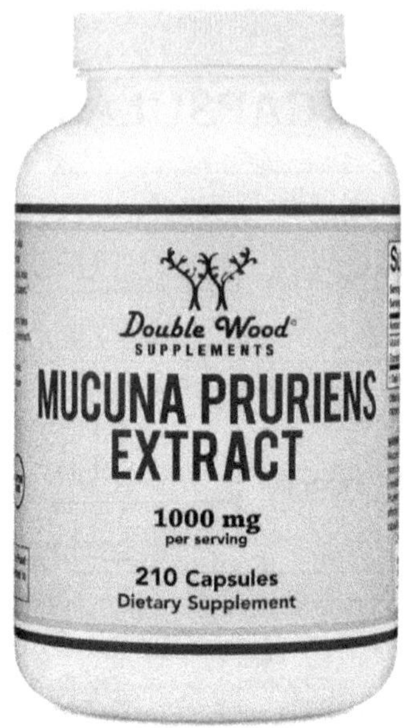
Double Wood
SUPPLEMENTS
MUCUNA PRURIENS
EXTRACT
1000 mg
per serving
210 Capsules
Dietary Supplement

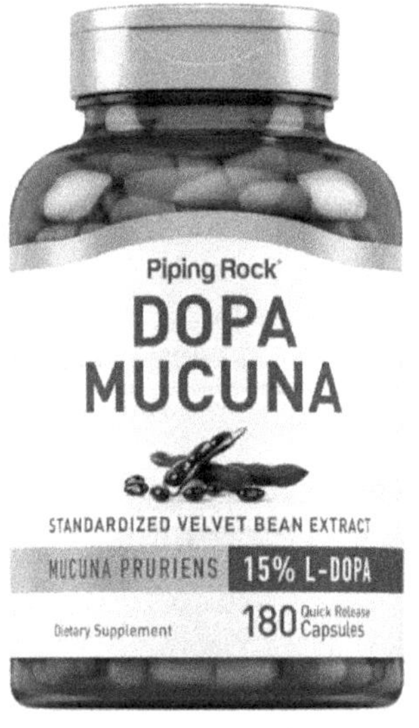
Piping Rock
DOPA
MUCUNA
STANDARDIZED VELVET BEAN EXTRACT
MUCUNA PRURIENS
15% L-DOPA
Dietary Supplement
180 Quick Release Capsules

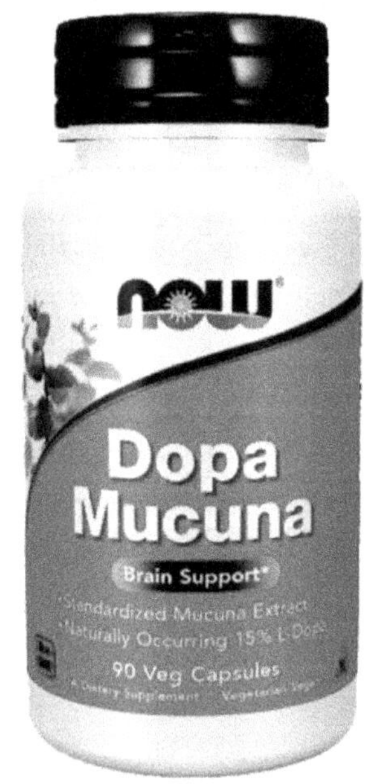
NOW
Dopa
Mucuna
Brain Support*
Standardized Mucuna Extract
Naturally Occurring 15% L-Dopa
90 Veg Capsules

CÁPSULAS DE EXTRACTOS 15-25 %

PURE Encapsulations	Cápsula EXTRACTO	15 %	1 cáps = **10 mg** LD
	semillas + B6 + té	*66 mg*	
ADVANCE Physician	Cápsula EXTRACTO	15 %	1 cáps = 30 **mg** LD
	semillas	*200 mg*	
SOLARAY Dopabean	Cápsula EXTRACTO	15 %	1 cáps = **50 mg** LD
	semillas	*333 mg*	
PIPING ROCK	Cápsula EXTRACTO	15 %	1 cáps = **52 mg** LD
	semillas	*350 mg*	
NOW Dopamucuna	Cápsula EXTRACTO	15 %	1 cáps = **60 mg** LD
	semillas	*400 mg*	
BONUSAN	Cápsula EXTRACTO	15 %	1 cáps = **60 mg** LD
	semillas	*400 mg*	
DOUBLE WOODS	Cápsula EXTRACTO	20 %	1 cáps = **100 mg** LD
	semillas	*500 mg*	
ZAZZEE	Cápsula EXTRACTO	20 %	1 cáps = **100 mg** LD
	semillas	*500 mg*	

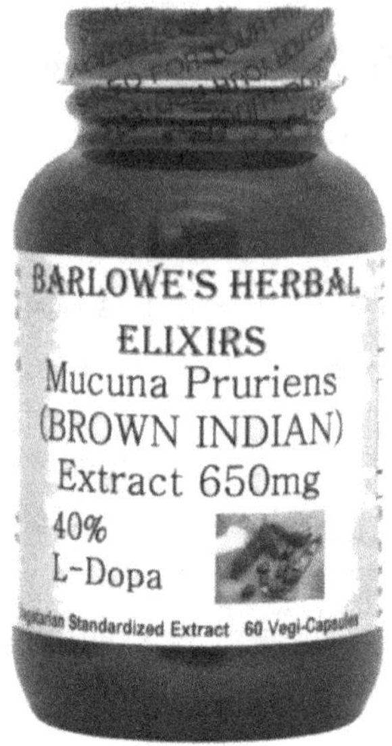
BARLOWE'S HERBAL
ELIXIRS
Mucuna Pruriens
(BROWN INDIAN)
Extract 650mg
40%
L-Dopa
Standardized Extract 60 Vegi-Capsules

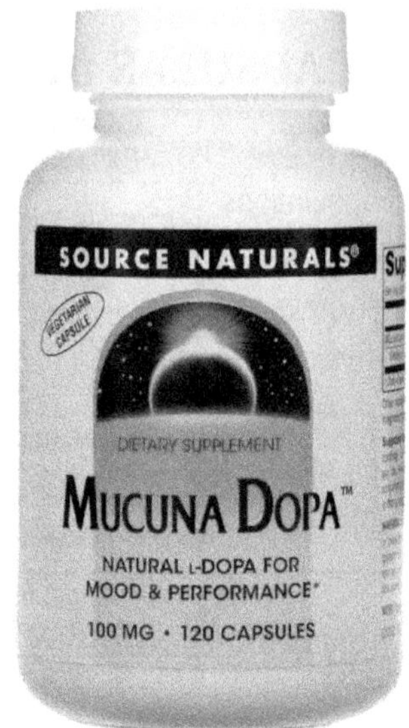
SOURCE NATURALS®
VEGETARIAN CAPSULE
DIETARY SUPPLEMENT
MUCUNA DOPA™
NATURAL L-DOPA FOR
MOOD & PERFORMANCE*
100 MG • 120 CAPSULES

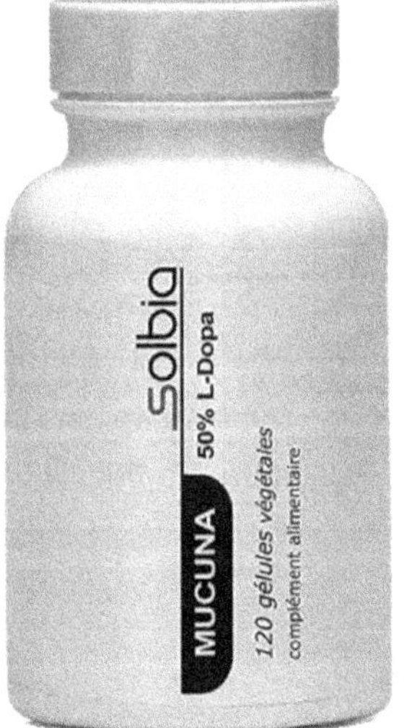
solbia
MUCUNA
50% L-Dopa
120 gélules végétales
complément alimentaire

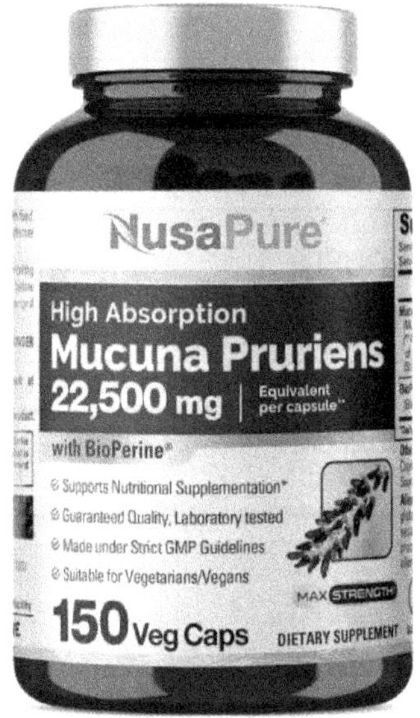
NusaPure
High Absorption
Mucuna Pruriens
22,500 mg
Equivalent per capsule*
with BioPerine®
Supports Nutritional Supplementation*
Guaranteed Quality, Laboratory tested
Made under Strict GMP Guidelines
Suitable for Vegetarians/Vegans
MAX STRENGTH
150 Veg Caps
DIETARY SUPPLEMENT

CÁPSULAS DE EXTRACTOS 40-60 % %

BIOVEA	Cápsula EXTRACTO	40 %	1 cáps = **100 mg** LD
	semillas	*250 mg*	
NUTRICOST	Cápsula EXTRACTO	40 %	1 cáps = **160 mg** LD
	semillas	*400 mg*	
HEALTH Essentials	Cápsula EXTRACTO	40 % + 4 %	1 cáps = **190 mg** LD
	semillas	*700 mg*	
BARLOWE	Cápsula EXTRACTO	40 %	1 cáps = **260 mg** LD
	semillas	*260 mg*	
SOLBIA	Cápsula EXTRACTO	50 %	1 cáps = **100 mg** LD
HERBAL Powers	Cápsula EXTRACTO	60 %	1 cáps = **60 mg** LD
	semillas	*100 mg*	
SOURCE Naturals	Cápsula EXTRACTO	60 %	1 cáps = **100 mg** LD
	semillas	*166 mg*	
NUSAPURE	Cápsula EXTRACTO	40 %	1 cáps = **180 mg** LD
	semillas + piperina	*450 mg*	

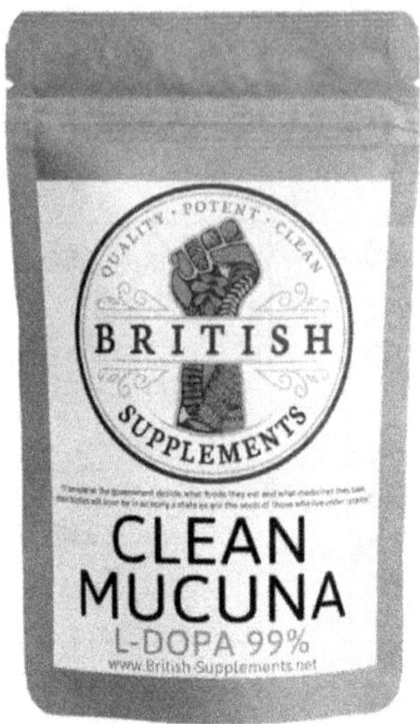
QUALITY · POTENT · CLEAN
BRITISH
SUPPLEMENTS
CLEAN
MUCUNA
L-DOPA 99%
www.British-Supplements.net

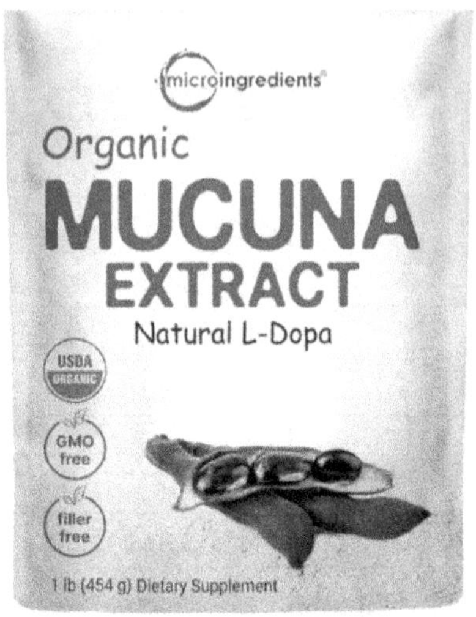
microingredients
Organic
MUCUNA
EXTRACT
Natural L-Dopa
USDA ORGANIC
GMO free
filler free
1 lb (454 g) Dietary Supplement

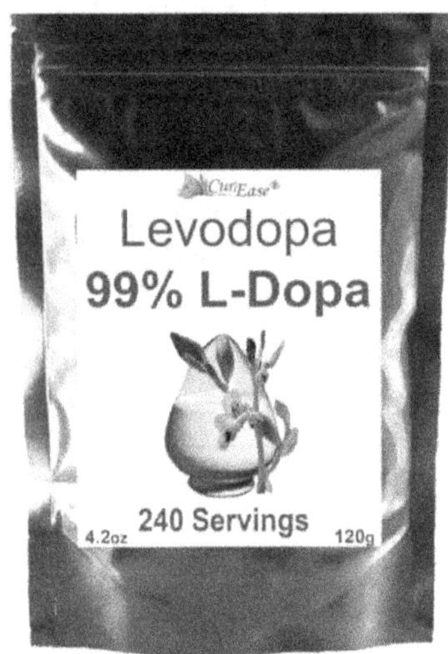
CuriEase
Levodopa
99% L-Dopa
240 Servings
4.2oz
120g

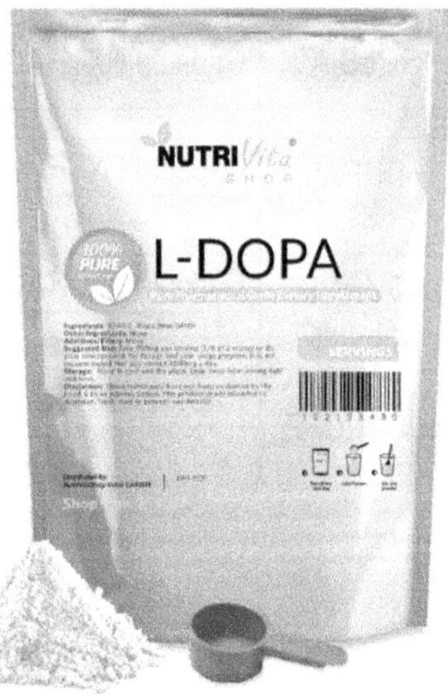
NUTRI Vita
SHOP
100% PURE
L-DOPA

EXTRACTOS ULTRACONCENTRADOS > 90 %

MICROINGRED	Polvo EXTRAC 20:1	% ?	1 tsp = **120 mg** LD?
	semillas	*cub 250 mg?*	

BRITISH Supplements	Cápsula EXTRACTO	99 %	1 cáps = **237 mg** LD
	semillas	*240 mg*	

BRITISH Suppl HIGH	Cápsula EXTRACTO	99 %	1 cáps = **353 mg** LD
	semillas	*357 mg*	

BRITISH Supplements	Polvo EXTRACTO	99 %	1 tsp = **2970 mg** ?
	semillas	*cub 1/8*	

CUREASE	Polvo EXTRACTO	99 %	1 tsp = **2970 mg** ?
	semillas	*cub 1/8*	

NUTRIVITA	Polvo EXTRACTO	100 %	1 tsp = **2970 mg**?
	semillas	*3 g*	

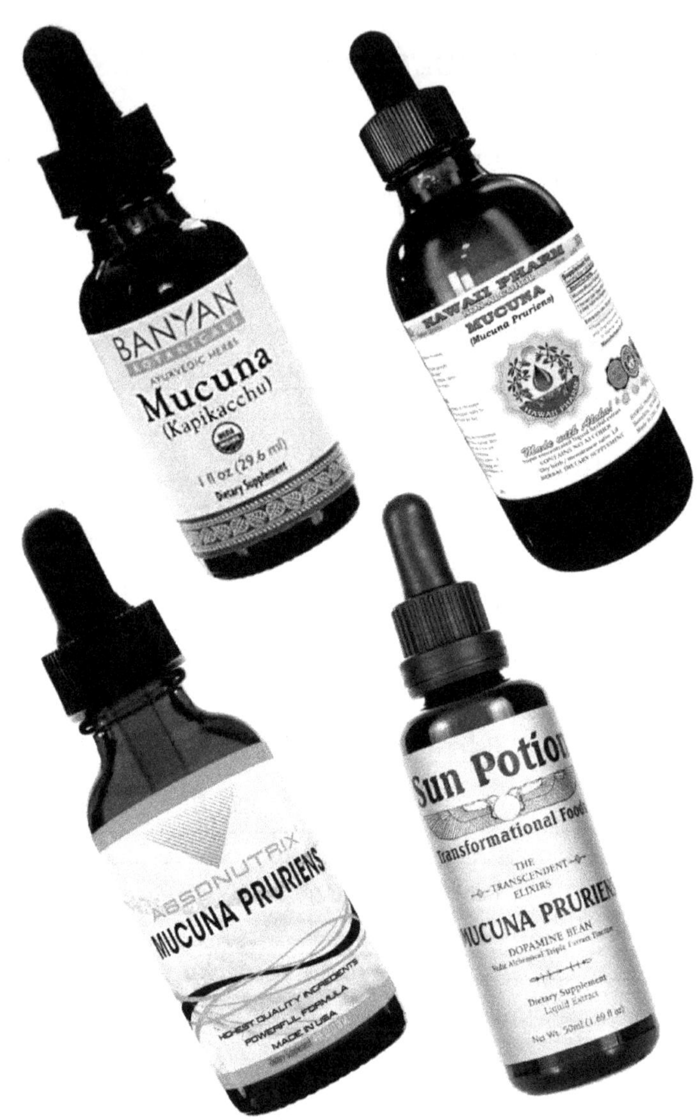
BANYAN
AYURVEDIC HERBS
Mucuna
(Kapikacchu)
1 fl oz (29.6 ml)
Dietary Supplement
HAWAII PHARM
MUCUNA
(Mucuna Pruriens)
Made with Alcohol
ABSONUTRIX
MUCUNA PRURIENS
HIGHEST QUALITY INGREDIENTS
POWERFUL FORMULA
MADE IN USA
Sun Potio
Transformational Foo
THE
TRANSCENDENT
ELIXIRS
MUCUNA PRURIEN
DOPAMINE BEAN
Dietary Supplement
Liquid Extract
Net Wt. 50ml (1.69 fl oz)

ELIXIRES Y TINTURAS

HAWAI Pharm	Elixir EXTRACTO 1:3	4 %	1 ml = **12 mg** LD
	semillas	*300 mg*	
HERBAL TERRA	Elixir EXTRACTO 1:3-4	4 %	1 ml = **13 mg** LD
	semillas	*333 mg*	
BANYAN	Elixir EXTRACTO 1:3	4.5 %	1 ml = **15 mg** LD
	semillas	*333 mg*	
ABSONUTRIX	Elixir EXTRACTO 1:?	4 %	1 ml = **39 mg** LD?
	semillas	*982 mg?*	

Bibliografía

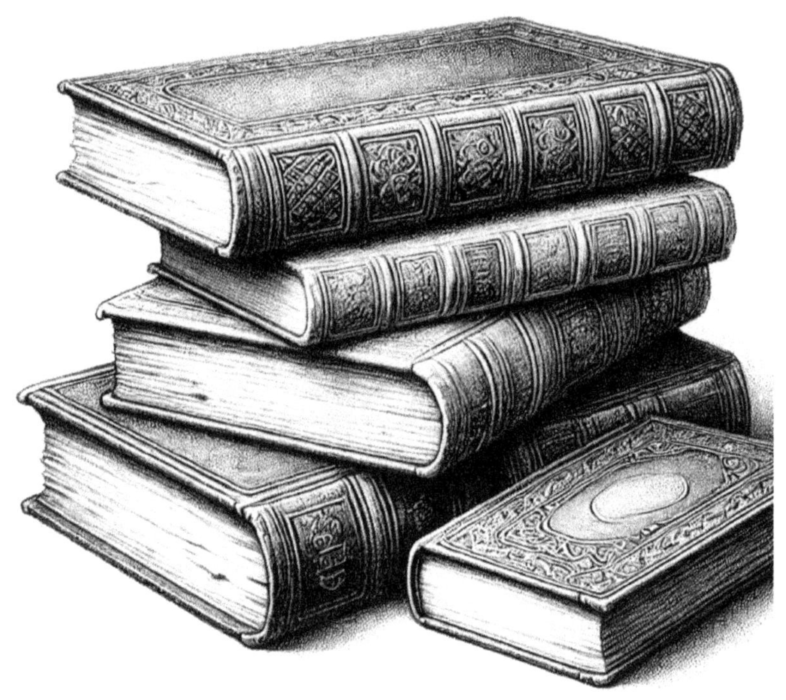

Boonmongkol TH et al. Systematic review of Mucuna Pruriens as a treatment for Parkinson's disease. Mov Disord 2019; 34 (suppl 2). https://www. Mdsabstracts. org/abstract/systematic-review-of-mucuna-pruriens-as-a-treatment-for-parkinsons-disease/.

Caronni S, Cilia R et al. Mucuna pruriens to treat Parkinson's disease in low-income countries: Recommendations and practical guidelines from the farmer to clinical trials. Paving the way for future use in clinical practice. Parkinsonism Relat Disord 2024; 124:106983.

Cassani E, Cilia R, Laguna J et al. Mucuna pruriens for Parkinson's disease: Low-cost preparation method, laboratory measures and pharmacokinetics profile. J Neurol Sci 2016; 365:175-180.

Cilia R, Laguna J, Pezzoli G. Daily intake of Mucuna pruriens in advanced Parkinson's disease: A 16-week, noninferiority, rando-mized, crossover, pilot study. Parkinsonism Relat Disord 2018; 49:60-66.

Cilia R, Laguna J, Cassani E et al. Mucuna pruriens in Parkinson disease: A double-blind, randomized, controlled, crossover study. Neurology 2017; 89:432-438.

Cohen PA, Ayula B, Katragunta K, Khan I. Levodopa content of Mucuna pruriens supplements in the NIH Dietary Supplement Label Database. JAMA Neurol 2022; 79:1085-1086.

Contin M, Lopane G, Passini A, Poli F, Iannello C, Guarino. Mucuna pruriens in Parkinson Disease: A Kinetic-Dynamic Comparison with Levodopa Standard Formulations. M.Clin Neuropharmacol 2015; 38.

Danique L M Radder[1], Andreas T Tiel Groenes-tege[1], Inge Boers[1], Eline W Muilwijk[2], Bastiaan R Bloem. Mucuna Pruriens Combined with Carbidopa in Parkinson's Disease: A Case Report. J Parkinsons Dis 2019; 9:437-439.

González Maldonado R. Mucuna contra Parkinson. Create Space (Amazon), North Charleston 2014.

González Maldonado R. Mucuna versus Parkinson's disease. Create Space (Amazon), North Charleston 2014.

González Maldonado R. Natural remedies for Parkinson's disease. Create Space (Amazon), North Charleston 2017.

González-Maldonado R, González-Redondo R, Di Caudo C. Benefit of the combination of mucuna, green tea and levodopa/benseracide in Parkinson's disease. Rev Neurol 2016; 62:525-526.

González-Maldonado R, González-Redondo R, Di Caudo C. The clinical effects of mucuna and green tea in combination with levodopa-benserazide in advanced Parkinson's disease: Experience from a case report. International Parkinson and Movement Disorders Society, Berlin June 2016. Mov Disord 2016; 31 Suppl 2, pp. S639.

Hinz M, Stein A, Cole T. The Parkinson's disease death rate: carbidopa and vitamin B6. Clin Pharmacol. 2014 (a); 6: 161–169. doi: 10.2147/CPAA.S70707

Hinz M, Stein A, Cole T. Parkinson's disease: carbidopa, nausea, and dyskinesia. Clin Pharmacol 2014 (b; 6:189-94. doi: 10.2147/ CPAA.S72234.

Hu X. Piperine improves levodopa availability in the 6-OHDA-lesioned rat model of Parkinson's disease by suppressing gut bacterial tyrosine decarboxylase. CNS Neurosci Ther 2024; 30: e14383.

Katzenschlager R, Lees AJ. Treatment of Parkinson's disease: levodopa as the first choice. J Neurol 2002; 249 Suppl 2: II19-24.

Katzenschlager R, Evans A, Manson A, Patsalos PN, Ratnaraj N, Watt H, Timmermann L, Van der Giessen R, Lees AJ. Mucuna pruriens in Parkinson's disease: a double blind clinical and pharmacological study. J Neurol Neurosurg Psychiatry 2004; 75:1672-1677. doi:

10.1136/jnnp 2003.028761.PMID: 15548480 Free PMC article. Clinical Trial.

Lieu CA, Venkiteswaran K, Gilmour TP, Rao AN, Petticoffer AC, Gilbert EV, Deogaonkar M, Manyam BV, SubramanianT. The Antiparkinsonian and Antidyskinetic Mechanisms of Mucuna pruriens in the MPTP-Treated Nonhuman Primate. Evid Based Complement Alternat Med 2012; 2012:840247.

Nagashima Y, Kondo T, Sakata M, Koh J, Ito H. Effects of soybean ingestion on pharmacokinetics of levodopa and motor symptoms of Parkinson's disease--In relation to the effects of Mucuna pruriens. J Neurol Sci. 2016; 361:229-34.

Manyam B. An Alternative Medicine Treatment for Parkinson's Disease: Results of a Multicenter Clinical Trial (HP-200). The Journal of Alternative and Complementary Medicine. 1995; 1:249-255.

Manyam BV, Sanchez-Ramos JR. Traditional and complementary therapies in Parkinson's disease. Adv Neurol 1999; 80:565-574.

Olanow CW, Torti M, Kieburtz K et al. Continuous versus intermittent oral administration of levodopa in Parkinson's disease patients with motor fluctuations: A pharmacokinetics, safety, and efficacy study. Mov Disord 2019; 34:425-429.

Pathak-Gandhi N, Vaidya AD. Management of Parkinson's disease in Ayurveda: Medicinal plants and adjuvant measures. J Ethnopharmacol. 2017; 197:46-51.

Soumyanath A, Denne T, Hiller A et al. Analysis of Levodopa Content in Commercial Mucuna pruriens Products Using High-Performance Liquid Chromatography with Fluorescence Detection. J Alt Compl Med 2018; 24:182-186.

Timmermann L, Van der Giessen R, Lees AJ. Mucuna pruriens in Parkinson's disease: a double blind clinical and pharmacological study. J Neurol Neurosurg Psychiatry. 2004 Dec;75(12):1672-7.

Van der Giessen R, Olanow W, Lees A, Wagner H. Pharmaceutical compositions and uses comprising Mucuna Pruriens seed powder and extracts thereof in the treatment of neurological diseases. International Application published under the Patent Cooperation Trea-ty, 2004 13May. WO 2004/039385 A2, PCT/ EP2003/010975. https: //register.epo.org/ ipfw-retrieve?apn= JP. 2004547503. A&lng =en

TABLA DE CONTENIDOS

Finis

www.ingramcontent.com/pod-product-compliance
Lightning Source LLC
LaVergne TN
LVHW021941220826
846092LV00010B/1193

9798340733689